小儿艾灸保健与治疗

赵衍刚　庄　贺　主编

山东大学出版社
SHANDONG UNIVERSITY PRESS
·济南·

图书在版编目(CIP)数据

小儿艾灸保健与治疗 / 赵衍刚，庄贺主编. —济南：
山东大学出版社，2023.2
ISBN 978-7-5607-7681-1

Ⅰ. ①小… Ⅱ. ①赵… ②庄… Ⅲ. ①小儿疾病－艾
灸 Ⅳ.①R245.81

中国版本图书馆 CIP 数据核字(2022)第 248616 号

策划编辑　徐　翔
责任编辑　李昭辉
封面设计　张　荔

小儿艾灸保健与治疗
XIAOER AIJIU BAOJIAN YU ZHILIAO

出版发行	山东大学出版社
社　　址	山东省济南市山大南路 20 号
邮政编码	250100
发行热线	(0531)88363008
经　　销	新华书店
印　　刷	山东和平商务有限公司
规　　格	720 毫米×1000 毫米　1/16
	13.5 印张　229 千字
版　　次	2023 年 2 月第 1 版
印　　次	2023 年 2 月第 1 次印刷
定　　价	68.00 元

《小儿艾灸保健与治疗》
编委会

前　言

　　艾灸是我国古代劳动人民长期与疾病作斗争的一大经验总结,经过数千年的实践总结和世世代代经验的积累,已成为我国传统医学的重要组成部分,在我国医学史上有着显著的地位。近年来,随着中医事业的发展和针刺疗法的兴起,灸法也越来越受到重视。虽然目前人们对艾灸的认识各不相同,但其中有些见解对艾灸的发展有着不可替代的贡献,可以视为发扬艾灸的嚆矢。

　　国内研究人员在中医理论的指导下,以经络系统为基础,结合现代实验研究,认为灸法的作用机理包括局部刺激作用、经络调节作用、免疫功能调节作用、药理作用和综合作用,其具体功效为:温经散寒,促进人体气血的运行;行气通络,增强人体的抗病能力;扶阳固脱,挽救垂危;升阳举陷,恢复机体的正常功能;拔毒泄热,调节机体的生理功能;防病保健,防病于未然。艾灸方法治疗的病症范围广泛,有着"一炷着肤疼痛即止,一次施灸沉疴立除"的神奇疗效。

　　小儿保健与治疗以"扶阳"为本。艾灸有助于让小儿升发阳气、固护元气,顺应小儿的自然生长发育规律。小儿的疾病治疗更需"温阳益气",治当以宣发透邪为主,勿用寒凉伤阳。

　　《小儿艾灸保健与治疗》一书的出版,能够让更多的人了解艾灸在治疗疾病方面的巨大作用,以及在小儿保健与疾病治疗中的独特优势。本书分为七章,主要介绍了艾灸的起源与发展,艾灸的功效与机理,艾灸的材料,艾灸的操作规范与流程,经络腧穴,小儿的生理、病理特点和常见病,以及小儿艾灸的应用。总之,从多角度、多层面对小儿艾灸进行了详尽的分析,以方便读者学习。

　　艾灸作为最古老的非药物疗法之一,为中华民族的繁衍昌盛发挥了非常大的作用。我们深信,随着今后国际交往的增加,艾灸在世界医坛上将焕发出更加绚丽夺目的光彩,并将为世界各国人民的健康发挥更大的作用。

编　者

2023 年 1 月

目　录

第一章 艾灸的起源与发展

第一节 艾灸的起源

所谓"灸法",是指应用高温(主要是艾叶或其他物质燃烧后产生的温热)或低温,或者以某些材料(对皮肤有刺激作用的其他物质)直接接触皮肤表面后产生的刺激,作用于人体的穴位或特定部位,从而达到预防或治疗病症的一种疗法。由于灸法使用的材料多为艾叶及其制品,故常称之为"艾灸",也称为"灸疗",一般情况下对"艾灸""灸法"与"灸疗"不进行细分。进行艾灸时,常点燃用艾叶制成的艾条、艾炷,产生的艾热可以刺激人体特定的穴位或部位,通过激发经气活动来调整人体紊乱的功能,从而达到防病治病的目的。

灸法的运用起源于人类掌握用火之后。距今 50 万年以前的北京猿人已经开始使用火。在旧石器时代晚期,人类已经掌握了火石摩擦、钻木取火等取火方法。人类对取火方法的掌握,为艾灸的出现创造了必要的条件。在原始社会,人们在烘烤食物和取暖的过程中,可能因偶尔不慎被火烧灼而减轻或治愈了某些疾病;或因烤灼腹部,缓解了腹部的寒痛及胀满等症状,于是便主动用火烤等方法治疗更多的疾病,灸疗便由此产生。《说文解字》曰:"灸,灼也",说明灸疗就是烧灼的意思。

灸疗所用的原料最初很可能是一般可以作为燃料的树枝等,后来经过不断实践,人们最终选用了既易点燃又有药理作用的艾草。关于艾灸的记载可以追溯到殷商时代,在出土的殷商甲骨文中,有一个字形似一个人躺在床上,腹部摆放着一撮草,很像用艾灸治病的样子。另外,湖南长沙马王堆汉墓出土的《五十二病方》也记载了艾灸的相关信息,其中有"以艾裹,以艾灸癫者中颠,令烂而已"的说法。同一时期,《黄帝内经·灵枢·官能》中亦有"针所不为,灸之所宜"的记载。《孟子·离娄上》中写道:"犹七年之病求三年之艾也。苟为不畜,终身不得。"由此可见,在春秋战国时代,艾灸已经被广泛使用了。

早期,灸疗的取火工具只有钻木取火的"木燧",后来才有"照日取火"的"金燧"。周代有"左配金燧""右配木燧"的规定,将木燧和金燧作为日常生活用品。当时还设有专门取火的官员,分季节为人们提供新火种。古代不同的取火方法曾给当时灸疗选用火源以一定的影响,如晋代陈延之《小品方》中记载,灸疗不宜用八木之火,宜用阳燧从太阳取火。

关于灸的非医学文献记载,最早见于《左传》。鲁成公十年(公元前581年),晋侯有疾,医缓至曰:"疾不可为也,在肓之上,膏之下,攻之不可,达之不及。"据晋代杜预注解:"攻"是指灸,"达"是指针刺,说明当时灸疗已经被使用。《孟子·离娄上》中还记载:"犹七年之病求三年之艾也。"这表明,早在战国时期,使用艾灸治疗疾病就已较为盛行。1973年湖南长沙马王堆汉墓出土的帛书《足臂十一脉灸经》和《阴阳十一脉灸经》是现存记述灸法的最早的中医文献,书中论述了十一条经脉的循行分布、症候表现和灸法治疗等,其所提到的各种经脉病症以及心痛、癃、癫狂、咯血、耳聋、噎等急难病症均可采取灸疗所属经脉之法进行治疗。与这两部书同时出土的《五十二病方》和《脉法》则详细记载了施灸的部位,其中有"灸足中指"等描述。

灸法是我国古代劳动人民在长期与疾病作斗争的过程中创造的一种疗法,是最古老的非药物疗法之一,在中医学中占有重要地位。灸法为中华民族的繁衍昌盛发挥了非常大的作用,对世界医学发展亦产生了巨大的影响。

第二节 艾灸的形成与发展

一、先秦两汉时期

先秦两汉时期,针砭、火灸、热熨等方法均已广泛用于对各种疾病的治疗,对相关临床实践的总结和提高,以及中医学理论的形成和发展起了重大作用,该时期是我国传统针灸医学形成的重要时期。约成书于两汉时期的《黄帝内经》是对我国先秦时期及当时医学的一次大总结,从灸疗的起源到各种灸法及其适应证,书中记载颇多。《黄帝内经》最早记载了将艾作为灸疗的主要材料,并将"艾灸"作为灸疗的代名词。

（一）中医古籍中的记载

以下都是中医古籍中关于灸疗的记载:

《素问·异法方宜论》中云:"北方者,天地所闭藏之域也,其地高陵居,风寒冰洌,其民乐野处而乳食,藏寒生满病,其治宜灸焫,故灸焫者,亦从北方来。"这段话不但给出了辨证施灸的观点,甚至确定了施救的补泻。

《灵枢·经水》中云:"其治以针艾。"

《灵枢·官能》中明确指出:"针所不为,灸之所宜。""阴阳皆虚,火自当之。"

《灵枢·背俞》中云:"以火补者,毋吹其火,须自灭也。以火泻者,疾吹其火,传其艾,须其火灭也。""灸之则可,刺之则不可。气盛则泻之,虚则补之。"

《素问·骨空论》中记载了灸治随年壮而变化:"灸寒热之法,先灸项大椎,以年为壮数,次灸橛骨,以年为壮数。"

《灵枢·癫狂》中云:"治癫疾者……灸穷骨二十壮。"用灸来治犬伤病,则"犬所啮之处灸三壮,即以犬伤病法灸之"。在同一文中,作者还举例记述了灸法的应用及部位,可见当时灸治使用之广了。

此外,《黄帝内经》中指出艾灸的禁忌证为"阴阳俱不足或阴阳俱盛者、阳盛亢热及息积"等,这是迄今为止发现最早的关于灸法禁忌证的记载。

（二）非医学传记

《左传·成公十年》载:"(晋)景公病,延秦国太医令医缓来诊。医缓曰:'疾不可为也。病在肓之上,膏之下,攻之不可,达之不及,药不至焉。'"这里的"攻"即指灸法。

《孟子·离娄上》中有"今人欲王者,犹七年之病求三年之艾也"的记载,足见灸疗影响的深远。

二、东汉时期

东汉张仲景所著的《伤寒杂病论》被后世誉为"众法之宗,群方之祖"。书中除记载了汤药治病外,还有多处提及针灸治疗,其中关于灸法的记载虽篇幅不多且部分论述较为笼统,但当中体现的学术思想对后世灸法的发展和应用有着重要的意义。《伤寒杂病论》虽以方脉见长,但对许多病症都有"可火""不可火""不可以火攻之"的记载,说明灸疗在当时已经有了较为明确的适应证和禁忌证。《伤寒杂病论》一书对灸疗的主要观点包括:

(1)强调三阴宜灸,认为病在三阴经,虚寒病症、阴阳正气衰弱症候宜灸,邪踞三阳、正气未衰之实热症候宜针,故确立了"病在三阴宜灸,病在三阳宜针"的针灸治疗法则,如书中第三百二十五条载:"少阴病,下利,脉微涩,呕而汗出,必数更衣,反少者,当温其上,灸之。"

(2)强调施灸前后须诊脉,如书中第二百九十二条载:"少阴病,吐,利,手足不逆冷,反发热者,不死。脉不至者,灸少阴七壮。"书中第一百一十六条载:"微数之脉,慎不可灸。"由此可知张仲景非常重视脉诊识症在针灸治疗上的重要性,并以脉诊作为灸法宜忌的重要依据。

(3)提倡灸药并施,如书中第三百零四条载:"少阴病,得之一二日,口中和,其背恶寒者,当灸之,附子汤主之。"

(4)重视灸法禁忌,对许多病症都有"可火""不可火""不可以火攻之"的记载,如书中第一百一十五条载:"脉浮,热甚,而反灸之,此为实。实以虚治,因火而动,必咽燥,吐血。"

张仲景的另一部著作《金匮要略》认为"痉病有灸疮,难治",提出痉病刚痉无汗者可用灸法治疗。

三、两晋时期

我国历史上第一部灸疗专著是三国时期曹翕(曹操之孙)所撰写的《曹氏灸方》,共七卷,可惜已散佚。敦煌卷子本中的残卷《新集备急灸经》则至迟是在唐代咸通二年(公元861年)依照刊本抄录的,原刻印本初刊于唐代京都长安,不仅证实该书成书年代甚早,也表明我国早期刊本中就有关于灸治的专著。敦煌类遗书中,尚有我国首部人体穴位灸疗图谱《灸法图》和《灸经名堂》,其作者及成书年代虽难以确知,但根据文体和内容来看,似为唐代或唐代以前的作品。

(一)西晋

西晋皇甫谧所著《针灸甲乙经》一书对灸法的发展起了很大的推动作用。此书汇集了《素问》《针经》《明堂孔穴针灸治要》三部书的内容,详尽地论述了脏腑经络、脉诊理论、腧穴部位、针灸法及禁忌、病因病理及各类疾病的症候、针灸取穴等内容,把针灸专门化、系统化。书中写道:"头维禁不可灸。承光禁不可灸。脑户禁不可灸。风府禁不可灸。喑门禁不可灸(灸令人喑)。下关耳中有干糙,禁不可灸。耳门耳中有脓,禁不可灸⋯⋯天府禁不可灸(使人逆息)。伏兔禁不可灸。地五会禁不可灸(使人瘦)。""瞑目睆睆,少气,灸手五里,左取右,右取左。"《针灸甲乙经》在腧穴下开始注明艾灸壮数,对发疮灸法、禁忌及灸后不适症状及出现的不良反应等给出了明确的规定,使后世在灸法治疗中有迹可循。

(二)东晋

东晋医家葛洪在其著作《肘后备急方》中,大量收集了当时及前人治之有效而又简便易行的灸方,其中对霍乱、吐利以及急救等病症亦注重使用灸疗。《肘后备急方》全书所录针灸医方一百零九方,其中九十九方为灸方,仅有十方为针方,这可能与葛洪的妻子有深厚的渊源:葛洪的妻子鲍姑精于灸方,尤以采集越秀山下的红脚艾为主,是我国针灸史上有记录的第一位女灸师。《肘后备急方》收集了大量操作简便又有效的灸方,除继承《黄帝内经》及《针灸甲乙经》的直接灸外,葛洪还首创了隔物灸,包括隔盐灸、隔蒜灸、川椒灸等;另外还有蜡灸、以"瓦甑"代替灸器及烧艾于管中熏灸等。在急症救治方面,《肘后备急方》载有猝死、尸厥、卒客忤死、霍乱、中风等二十八种急症的救治灸方,达一百零二首,使灸法得到了进一步的发展。

在此列举其中灸方两则:

(1)救猝死,或先病痛,或常居寝卧,奄然而绝,皆是中死。救之方⋯⋯又方:灸其唇下宛宛中承浆穴,十壮,大效矣。又方:令人爪其病人人中,取醒。不者,灸其手下文头,随年(壮)。又方:灸鼻人中,三壮也。又方:灸两足大指爪甲聚毛中,七壮,此华佗法,一云三七壮。又方:灸脐中,百壮也。

(2)五尸者(飞尸、遁尸、风尸、沉尸、尸注),其状腹痛,胀急,不得息,上冲心胸,旁攻两胁,或肿块涌起,或挛引腰脊,兼治之方,灸乳后三寸,十四壮,男左女右。不止,更加壮数,瘥。又方:灸心下三寸,六十壮。又方:灸乳下一寸,随病左右,多其壮数,即瘥。

四、南北朝

(一)针灸腧穴图

《偃侧图》《明堂图》等针灸腧穴图使灸疗的腧穴更加直观,同时还有其他灸经、针灸经及腧穴书卷传世。

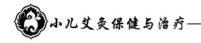

（二）陈延之

南北朝宋齐年间的医家陈延之是提倡灸法的先驱之一，他所撰写的《小品方》（现已失传）是我国古代一本重要的方书，其中对灸疗多有论述。他在书中指出："夫针术须师乃行，其灸则凡人便施。为师解经者，针灸随手而行；非师所解文者，但依图详文由可灸；野间无图不解文者，但逐病所在便灸之，皆良法。"这表明灸法便捷有效，易于推广。从散载于其他医籍的近三十则陈氏灸方中，可以看出陈延之主张取穴少而精，强调灸前刺去恶血，用灸壮数多达五十甚至一百，也有用随年壮。特别是关于禁灸的问题，陈延之认为《黄帝内经》禁灸的十八处并非绝对，并提出直接灸要"避其面目四肢显露处，以疮瘢为害耳"。陈延之的不少观点至今仍有可借鉴之处。

五、隋唐时期

《旧唐书·职官志》中记载："太医令掌医疗之法，丞为之贰；其属有四：曰医师、针师、按摩师、咒禁师，皆有博士以教之。"

《新唐书·百官志》中记载："针博士一人，从八品上。"唐朝建有医术学堂，并设针灸科，由针博士教授。

唐太宗还命甄权等人校订《明堂》，绘《明堂人形图》，此时灸法专著大量涌现，足见唐朝对针灸的重视。

隋唐时期，灸法最为盛行，出现了不少灸法专著，如隋朝崔知悌所著的《骨蒸病灸方》专门介绍了灸治痨病的方法。崔知悌自少善于针灸，尤其擅长灸骨蒸之法，其所著《崔氏纂要方》中，也以《灸骨蒸病方》最为著名；另有单行本《崔氏别录》，为《外台秘要方》所采入，题名《灸骨蒸法图》，即世传崔知悌的《灸法》。无名氏所著《新集备集灸经》是我国最早雕版印刷的医书，专论急症的灸疗法，被认为是迄今为止发现较早的针灸图谱著作，书中所保留的腧穴和人神禁忌等内容具有极其珍贵的价值。

《黄帝明堂灸经》为唐代佚名氏撰，书中分别记载了成人及小儿常用要穴的灸治方法和所治疾痛，并附四十余幅腧穴图，现存日刻本，元代时此书辑载入《针灸四书》中。书中包括定尺寸法、点灸法、下火法、用火法、侯天色法、定灸多少法、定发际法、发疮灸法、淋洗灸疮法、贴灸疮法，并提出了"人神所在不宜针灸""每月忌日不宜针灸出血""十二时忌不宜灸"等禁忌。

唐代著名医家孙思邈在其著作《备急千金要方》一书中以大量篇幅论述了

针灸学,特别是灸法的理论和应用。书中指出,灸法的刺激强度(即灸之生熟)要根据部位、病情、患者体质年龄的不同而灵活掌握,灸的顺序要有先后,体位要平直,病症要有选择,温热之症不宜灸之。在用灸法防治疾病方面,孙思邈强调早治,这些无不对后世灸法的发展产生了深远的影响。《备急千金要方》还在灸治方法上增加了多种隔物灸法,如隔豆豉饼灸、隔泥饼灸、隔附片灸及隔商陆饼灸等,如"灸肿令消法,取独颗蒜,横截,厚一分,安肿头上。炷如梧桐子大,灸蒜上百壮。不觉消,数数灸,唯多为善。勿大热,但觉痛即擎起蒜,蒜焦更换用新者,不用灸损皮肉。如有体干,不须灸。余常小腹下患大肿,灸即差,每用之,则可大效"。

在灸治范围上,《备急千金要方》也有较大的扩展,首先是增加了灸疗防病的内容,如《备急千金要方·卷二十九》指出:"凡入吴蜀地游宦,体上常须三两处灸之,勿令疮暂瘥,则瘴疬温疟毒气不能著人也。"其次是灸治的病种较前代有所增加,特别是在热证用灸方面做了有益的探索,如热毒蕴结之痈症,以灸法使"火气流行"令其溃散;另对如黄疸、淋症等温热病及消渴、失精失血之阴虚内热病症均用灸法取效。最后是强调灸法操作的正确性,如"炷令平正着肉,火势乃至所病也"(《备急千金要方·卷五》),并提出了艾灸治疗的准则:"灸刺大法,春取荥,夏取腧,长夏取经,秋取合,冬取井。"孙思邈认为人与天地同步,与四时合其序。《备急千金要方·卷六·七窍病》中还有用竹筒及苇筒塞入耳中,在筒口施灸以治耳病的"筒灸",这是利用器械灸疗的早期记载之一。

与孙思邈同时代的王焘更是重灸轻针,他因灸法之安全、校验易于掌握而极力推崇,提出灸为"医之术大,宜深体会之,要中之要,无过此术"(《外台秘要·中风及诸风方》),认为"针能杀生人,不能起死人,若欲录之,恐加性命,今不录针经,惟取灸法"。他所著《外台秘要》一书中,针灸治疗部分几乎都用灸方,这种弃针重灸的观点当然属于偏见,但足以说明当时对灸法的重视。

唐朝已有了"灸师"这一职业,这些都说明灸疗学在唐朝已正式发展成为一门独立的学科。如唐代韩愈的《谴疟鬼》诗云:"灸师施艾炷,酷若猎火围"(《昌黎先生集·卷七》),生动地描述了大炷艾灼的场面。宋代张踪《医说》中也曾有关于灸师之记载。

除了灸师专门掌握施灸技术外,鉴于当时盛行灸法,非医者对灸疗也加以应用。《南史·齐本记》载,有人自北方学得灸术,因治有效验,迅速推广,一时间都中大为流行,被称为"圣火",甚至诏禁不止。《备急千金要方》也提到"吴属

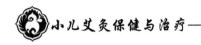

多行灸疗",表明此法在民间已颇为普及。

六、宋代

宋代更加重视针灸在医疗中的作用,并将针灸列为十三科之一,使针灸学有了进一步的发展。例如,《宋史·太祖纪》记载:"太宗尝病亟,帝往视之,亲为灼艾。"苏东坡写有《灼艾帖》,李唐画有《灸艾图》,更证实了灸法在唐宋流传甚广。

宋代灸法专著不断出现,如闻人耆年之《备急灸法》一卷,是我国首部灸治急性病症的专著,其中介绍了诸发、肠痈、溺水、自缢、蛇咬伤等二十多种急证灸治方,每方均记出处,并有简明图说。书中提到"保命之法,灼艾第一;各有所宜,辨证施灸;施灸壮数,知常达变;灸药并用,相得益彰"等观点,不仅在前人的基础上做了改正与补充,还提出了较为新颖的想法,促进了灸法的进步,是现已发现的首部图文并茂用来介绍推广灸法的著作。

庄绰《灸膏肓腧穴法》一卷中专门介绍了膏肓穴的主治、部位及不同流派的取穴法,是防病保健灸法的专门典籍;另有西方子《明堂灸经》八卷等。这些专著在不同时代,从不同角度记载和总结了古代医家灸治的经验。

著名针灸学家王惟一撰集的《铜人腧穴针灸图经》在刊印流传的同时,还刻于石碑之上,不但便于世人抄咏,而且可防刊行之误。他还设计制造了两具铜人模型,外刻经络腧穴,内置脏腑,对孔穴的统一起了很大的作用,实属针灸史上的重要成就。

与此同时,不少综合性医著中也有大量灸法的内容。如宋代窦材进一步完善了灸法理论,撰《扁鹊心书》三卷。该书在理论上特别强调阳气在人体中的重要作用,提倡治病应以保护阳气为本,在治疗方法上则特别推崇灸法。窦氏主张扶阳以灸法为第一,丹药为第二,附子为第三。他常从肾脾入手,注重灸法,并创造了睡圣散以减轻艾灸时患者的痛苦。他非常强调阳气在人体生理、病理中的重要作用,认为阳气的盛衰是人体生长衰老的根本原因,阳气的有无是人体生死存亡的关键。窦氏常将灸药联用,以增强温阳作用,提高或巩固疗效。《扁鹊心书》很大一部分内容是关于灸法的理论探讨及诸多病症的灸法治疗,具有较高的学术及临床价值。

针灸学家王执中撰《针灸资生经》一书,亦以灸法为主,并记载了灸劳法、灸痔法、灸肠风、灸发背、膏肓腧灸疗、小儿胎疝灸等灸治之法。书中还记载了一些灸治经验,如"予尝患溏利,一夕灸三七壮,则次日不如厕""凡灸欲艾炷根下广三分,若不三分即火气不能远达,病未能愈,则是艾炷欲其大,唯头与四肢欲小尔""艾炷依小箸头作,其病脉粗细,状如细线,但令当脉灸之,雀粪大炷,亦能愈疾……如头上灸多,令人失精神。臂脚灸多,令人血脉枯竭,四肢细而无力"等。此外,王执中对灸感流注也作了较为深入的观察:"他日心疼甚,急灸中管(脘)数壮,觉小腹两边有冷气自上而下,至灸处即散。"

七、金元时期

金元时期,可能由于针法研究的崛起和针法应用的日益推广,灸法的发展受到一定的影响。但以"金元四大家"为首的不少医家在灸法的巩固和完善方面仍做出了贡献,如刘河间不囿于张仲景的"热证忌灸"之说,明确指出"骨热……灸百会、大椎"等,并总结了引热外出、引热下行及泻督脉等诸种灸法。

罗天益《卫生宝鉴·卷二》中主张用灸法温补中焦,取气海、中脘、足三里三穴作为"灸补脾胃之主方"施灸,认为此方多灸可"生发元气""滋荣百脉",并成为后世治疗消化系统疾病的有效灸方。

朱丹溪在《丹溪心法·拾遗杂论》中指出:"灸法有补火泻火,若补火,艾爇至肉;若泻火,火不要至肉便扫除之。"文中对《内经》灸法补泻的进一步阐发也是灸法"可治热证"的理论依据。

另如元代名医危亦林在其所著《世医得效方》载述的刺灸治疗的五十六个病症中,灸疗约占十分之八,且多涉及各科急性热病、时令病及惊、厥、损伤等症。他还提出了"阴毒疾势困重……则灼艾法惟良"的观点。通过他倡导的施灸的具体方法来看,多不采用晋唐时期动辄百壮的做法,而是因病症、部位的不同而用竹筋大、麦粒大、绿豆大、雀粪大或灵活地"大小以意斟量",以定艾炷之大小,且多数用七壮、二七壮、三五壮等。危氏还重视灸后的护理,"以温汤浸手帕拭之""以柳枝煎汤洗后灸之"以防感染,确为经验之谈。他取穴按脏腑而分经取之,如"诸气凡上气冷发、脐中雷鸣转叫、呕逆不食,灸太冲;心腹诸病,坚满烦痛,忧思结气,寒冷霍乱,心痛吐下,食饮不消,肠鸣泄痢,灸太仓百壮。脐下绞痛,流入阴中,发作无时,此冷气,灸关元百壮。短气不得语,灸天井百壮。乏气,灸第五椎下,随年壮"。

危亦林对针灸造成的损伤也提出了较为系统的诊治方法,举例如下:尸厥灸百会、气海、石门;疝气灸足大指次指下中节横纹当中,或量口角为一边成等边三角形,上角与脐中,两边是穴,左偏灸中,右偏灸左,或灸风市、气海、外陵（脐旁一寸半）；脱肛灸脐中,或灸横骨和长强；诸痔灸命门或灸脊中或灸长强；痼冷肾虚灸肾俞,梦遗灸三阴交,虚极灸膏肓和气海；阴脱灸关元和大敦；肿满灸足第二指上一寸半或两手大指缝头,或艾灸肾俞；小儿龟背灸肺俞、膈俞；横生逆产灸至阴；产后小便不通于神厥穴隔盐和葱白,用艾炷灸；崩漏灸小腹横纹当脐空直下和三阴交,或灸交仪(在内踝上五寸)。

八、明清时期

明清时期是我国针灸医学从完备走向成熟又逐步走向衰落的时期。明清时期虽然偏重针法的应用,但灸法也有一定的发展,当时一些著名医家对灸法也有推崇,如明代李梴在《医学入门》中指出："药之不及,针之不到,必须灸之。"清代李守先的《针灸易学》中有"气盛泻之,气虚补之,针所不能为者,则以艾灸之,针虽捷,不如灸稳"的记载。明清时期的灸法主要有以下特点。

(一)灸法论著增多

明清时期,尤其是明代医家对应用灸法倍加推崇,并有所创新与发展。这一时期是我国针灸史上重要的文献总结时期,也是我国针灸发展史上的鼎盛时期,如杨继洲的《针灸大成》、高武的《针灸聚英》、张介宾的《类经图翼》、汪机的《针灸间对》等,都对灸疗学的发展起了很大作用。其中,尤以明代杨继洲的《针灸大成》影响最大,该书是在杨继洲家传《卫生针灸玄机秘要》的基础上,汇集历代诸家学说和实践经验著成,是继《内经》《针灸甲乙经》后对针灸学的又一次总结。《针灸大成》强调针、灸并用,其第九卷论述灸疗方四十一节,内容涉及广泛,有灸疗取膏肓穴法,相天时、发灸疮及艾灸补泻等,以及灸治各种急、慢性疾病二十余种。

明代著名医家张介宾在其所著的《类经图翼·卷十一》中,专门辑录了明代以前几百个灸疗验方,涉及内、外、妇、儿各科几十种病证。另外在《景岳全书》第九至第三十六卷所论述的各科七十余类病证中,有二十类提到针灸疗法,其中涉及灸方的达十五类,并详细论述了灸法的作用。

清代与针灸相关的著作有《采艾编》《太乙神针心法》《采艾编翼》《太乙神针附方》《太乙离火感应神针》《灸法纂要》《仙传神针》《神灸经纶》《太乙神针集解》《传悟灵济录》《卷怀灸镜》《太乙神针》《松亭居士传》《灸法秘传》《灸法心传》《太乙神针十六部》《灸法集验》《经验灸法独本》《延寿针治病穴道图》等。此外,还有大量有关论述灸法的篇章,散在于明清两代有关针灸的著作或医籍中。

(二)施灸方法不断革新

首先是对传统灸法的改革创新,如产生了艾条灸、雷火神针、太乙神针、桃枝灸、桑枝灸、药锭灸等新的灸疗方法。艾条灸的创用最早记载于明初朱权之《寿域神方》,云"用纸实卷艾,以纸隔之,点穴于隔纸上,用力实按之,待腹内觉热,汗出即瘥"。这种艾条灸属于实按灸,即艾条隔纸按压于穴位;后又改为悬灸法,即离开皮肤一定距离灸烤,该方法既弘扬了艾灸之长,又避免了烧灼之苦。凡是艾炷灸的适应证均可以使用艾条灸,其操作简便,疗效颇佳,故沿用至今。在艾条灸的基础上,医家又在艾绒内加入药物,制成卷状,用以灸疗,称为"药条灸"。《神农皇帝真传针灸图》一书中首次提到了掺入药品的艾条灸疗,名为"火雷针",后又命名为"雷火针"。除此之外,明代还有灯火灸的记载,指用灯草蘸油点燃后直接烧灼穴区肌肤的一种灸疗方法,也有利用铜镜集聚光线作为施灸热源的"阳燧灸"等。清代《太乙神针心法》一书又在雷火针的基础上加减了一些药物,称之为"太乙神针"。其后,赵学敏又创出"百发神针",用于治偏正头风、漏肩风、鹤膝风、半身不遂、疝气等,"消癖神火针"用于治偏食、消瘦、积聚痞块等,"阴证散毒针"用于治痈疽症等。

其次是创制新的灸疗方法。除了以艾为主的施灸方法外,又创出了其他一些灸法,如"桃枝灸""桑枝灸""药锭灸"等。"桃枝灸"又名"神火灸",其用法与"雷火针"相似,用桃枝蘸麻油点燃后吹灭,乘热垫棉纸三五层熨灸患处。《本草纲目》中记载其可用于治疗心腹冷痛、风寒湿痹。"桑枝灸"又称"桑柴火""桑枝针",即用桑枝点燃后吹熄,用火头灸患处。《医学入门》用其治发背不起,《本草纲目》用其治阴疮、瘰疬、腌疮、顽疮等,《理瀹骈文·续增略言》则用其治疗风痹。"药锭灸"为清代独创的灸法,如清代名医叶天士所创的"香硫饼灸"、《医宗金鉴》的"阳燧锭灸"、赵学敏《本草纲目拾遗》的"硫朱灸"等。以上三种药锭均以硫黄为主,配以麝香、朱砂和其他药物制成,以治疗痈疽肿毒、跌仆损伤、风湿痹痛等症。另外,明清时期随着灸法日益走向民间,其也在民间获得了不同程度的发展。赵学敏所撰写的《串雅外编》中就介绍了不少民间灸法,如鸡子灸等,应视为对丰富多彩的灸法的一种补充。

另外,明清时期开始注重使用灸疗器械,并首次出现了专门制作的灸器,如明代龚信在《古今医鉴》中以铜钱为灸器,清代李宗先在《类经图翼》中使用泥钱作为灸器。高文晋在《外科图说》中又作了进一步的改进,使用了灸板、灸罩。

叶天士先用面碗作灸器,后制成了专用的灸器"银灸盏"等,现代用的温灸杯、温灸筒、温灸盒等均是在此基础上发展而来。温灸器的使用与改革,使灸法更为安全、无痛,不会灼伤皮肤,尤其适用于老人、妇女、儿童、体弱者,是患者乐于接受的一种治疗方法。

(三)隔物灸广泛应用

明清时期的隔物灸有了更为显著的发展,如出现了大量隔衬药物,使艾灸治疗疾病的范围更加广泛,如明代刘纯在《玉机微义》中用隔葱灸治疗疝气;龚廷贤在《寿世保元》中用隔巴豆饼灸治疗心腹诸疾、泄泻、便秘;杨继洲在《针灸大成》中用此法治疗阴毒结胸;李时珍在《本草纲目》中用隔甘遂灸治疗大便不通;张介宾在《类经图翼》中用隔蟾灸治疗瘰疬;楼英在《医学纲目》中用隔苍术灸治疗耳暴聋;龚信在《古今医鉴》中用隔花椒饼灸治疗心、腹、胸、腰、背痛等;清代顾世澄在《疡医大全》中用隔韭菜灸治疗疮疡;许克昌在《外科证治全书》中用隔香附饼灸治疗痰咳瘰疬,用隔木香饼灸治疗乳腺增生、气滞血瘀;吴尚先在《理瀹骈文》中用隔槟榔灸治疗暴聋,隔核桃灸治疗风湿骨痛;吴亦鼎在《神灸经纶》中用隔矾灸治疗痔瘘;等等。由此可见,明清两代的医家应用隔物灸所选择的间隔药物种类繁多,扩大了灸法的适用范围。

(四)麻醉应用于灸疗

将艾炷直接置于肌肤上施灸为直接灸,直接灸分为化脓灸和非化脓灸两种,化脓灸又称为"瘢痕灸"。古人认为,灸疮化脓方可治愈疾病,如《小品方》中云"灸得脓坏,风寒乃出,不坏则病不除也",虽然直接灸、化脓灸具有很好的疗效,备受当时人们的推崇,但因其直接灼伤皮肉,疼痛剧烈,故患者难以接受。为此,宋代《扁鹊心书》提出:"先服睡圣散,然后灸之……醒后再服,再灸。"但是,这种在患者完全麻醉状态下施灸的方法止痛效果虽好,却需要等患者服药失去知觉时方能灸灼,操作非常不便,因而未能得到推广。

明代医家对此进行了改革,采用局部麻醉的方法。龚信在《古今医鉴》卷十三"挑筋灸癖法"中指出:"用药制过的纸擦之,使皮肉麻木,用艾灸一炷……制纸法:用花椒树上的马蜂窝为末,用黄蜡蘸末并用香油频擦纸,将此纸擦患处皮上,即麻木不知痛。"用花椒树上的马蜂窝研末可起到止痛作用:花椒辛温、有毒,具有止痛之功效;马蜂窝苦、辛、平,有毒,具有止痛的作用;香油也有一定的止痛作用。诸药同用,制成药纸擦拭皮肤,可使局部皮肤麻木,不知疼痛。这种局部麻醉的方法变内服为外用,较睡圣散有了很大的改进,使麻醉更为简便实用,且易于为患者所接受。

清代中后期,针灸疗法逐渐走向衰退。清代后期,道光皇帝为首的封建统治者以"针刺火灸,究非奉君之所宜"的荒谬理由,下令禁止太医院等官方机构用针灸治病,导致了整个针灸学的衰落。尽管如此,由于针灸治病深得人心,故在民间仍广为流传,使灸法不但得以保存下来,还得到了一定的发展。

九、现代发展

新中国成立之后,针灸在医疗、科研、教学等方面都得到了很大发展,各级中医院开设了专门的针灸科,综合性医院以及卫生院也开展了针灸医疗。全国以及各省、区、市均先后建立了一批针灸研究机构,一部分中医学院还专设了针灸系、针灸学院等。1984年,国务院正式批准筹建北京针灸学院。为了继承发掘针灸疗法,卫生部还组织人力,对一批古典针灸学著作进行了校勘整理。今天,针灸学在我国得到了进一步的新生和发展。

我国政府十分重视继承和发扬中医学遗产,制定了中医方面的有关政策,并采取了一系列措施发扬中医事业,使针灸学得到了前所未有的发展。自20世纪50年代起,灸法又开始引起医学界的注意,而且被用于治疗脾肿大、骨结核及药物毒性反应等多种病症。20世纪60～70年代,有关灸法的临床报道急剧增加,据统计,这一时期单纯用灸或以灸为主治疗的病种就达100余种之多,而灸法真正取得重要突破性进展则是在进入21世纪之后。

（一）灸治范围不断扩大

今天,灸法防治的病种不断增多,有关文献载述的用灸法防治的各类病证已超过200种,囊括了人体各个系统。灸法在临床上应用广泛,既可单独使用,也可与针刺或药物配合应用;既能治疗多种慢性病,也可治疗一些急性病。同时,灸法防治的病种已突破传统病证和一般常见病的限制,开始用于难治性疾病的防治,如桥本甲状腺炎、溃疡性结肠炎、类风湿关节炎、精子减少症、肿瘤等多种疑难病症,并取得了较为确切的临床效果。

值得一提的是,近年来,应用灸法保健防病引起了人们的充分重视。随着社会的发展、医学的进步和人民生活水平的不断提高,人类的平均寿命不断延长,人口老龄化已成为一个引起全世界关注的社会与经济问题。由于灸法不良反应少、操作简便、廉效,能疏通经络、调和营卫、补气益血、调和阴阳、协调脏腑,从而达到预防早衰、防治疾病的目的,因此完善其方法,提高其效用,揭示其机制,将是今后用灸法防治老年病的研究重点。

(二)与临床相关的科学研究逐渐深入

科学化是近年来灸法发展的又一大特点。对于某个主要病症,往往采用大样本、多指标进行研究,以探究其治疗规律。例如,应用麦粒灸与隔附子饼灸治疗慢性乙型病毒性肝炎,通过大样本、多指标的反复研究,揭示出艾灸可有效调整感染者免疫系统的功能,从而抑制乙肝病毒的复制,减轻或抑制乙肝病毒对肝细胞的病理损害,促进病情改善。通过大量细致的临床观察,不仅肯定了灸法的确切效果,也在一定程度上揭示了灸法治疗疾病的某些临床规律。

(三)灸治方法不断更新

在灸法漫长的发展过程中,先人们创制了各种各样的灸治方法,其中不少灸治方法由于多种原因已经湮没不彰。近几十年来,人们在灸治方法的发展上做了不少工作。除应用传统的艾灸方法外,还继承发掘了古代行之有效的灸治方法,如发掘和改进了核桃壳灸(载于《理瀹骈文》)治疗眼底疾病、苇管灸治疗面神经麻痹等。对于其他民族的灸治方法也进行了验证和推广,如应用广西壮族民间的药线灸治疗多种常见病或难治病,取得了很好的效果。另外,结合现代科技创制的新灸治方法也纷纷出现,如光灸、电热灸、冷冻灸、铝灸等。在灸疗仪器的研制方面也取得了较大进展,且大多数已成为商品并应用于临床,如药灸器、中频灸疗仪、固定式艾条熏灸器、近红外灸疗仪、远红外灸疗仪等。此外,对灸法的补泻也进行了研究,如采用"以火泻者,疾吹其火"的泻法治疗高血压、带状疱疹等;采用"以火补者,毋吹其火"的补法治疗低血压、肾虚阳痿等。

(四)机制研究系统开展

近年来,随着灸法临床应用范围的不断扩大,国内外学者也开始借助现代方法和技术手段研究灸法的作用机制,并取得了可喜的进展。目前,国内外学者在艾灸的药性作用、物理作用、局部作用,艾灸对免疫系统、血液循环系统、呼吸系统以及代谢调节等方面的作用进行了广泛的研究。近代以来,在艾叶的化学成分研究方面更加全面、深入。现已发现,艾叶除含有主要成分挥发油外,尚含有鞣质、黄酮类固醇类、多糖类、微量元素及其他有机成分。灸治过程中,除了艾叶燃烧所放出的热量能发挥作用外,艾烟中的成分也是有一定作用的。

近几十年来,国内外学者以传统的艾叶药性理论为基础,运用现代科学技术和实验方法,研究其药理作用。实验证明,艾叶水浸剂、烟熏剂、艾叶油等具有消炎、抗菌、抗病毒、平喘、止血、抗过敏、增强免疫力、护肝利胆、解热、镇静等作用。在灸法治疗免疫相关疾病的过程中,研究发现灸法具有抗感染、抗自身免疫病、抗过敏反应、抗癌、延缓衰老等作用,主要是通过调节体内失衡的免疫功能来实现的。艾灸对机体的细胞免疫和体液免疫功能均有不同程度的调节作用,而且这种调节作用是双向的。在对血液系统的影响方面,通过动物实验和临床观察发现,艾灸对微循环功能、血液流变学、血流动力学等均有明显的影响。现代灸法研究已在相当程度上证实了传统灸法的科学性,为正确运用和不断发展传统灸法提供了大量具有重要参考价值的实验依据。未来还需充分利用现代科学的研究方法和技术手段,继续深入开展对灸法的研究,阐明这些传统疗法的作用机制,使灸法的应用更加科学化、规范化,这将更有利于灸法的推广和提高。

十、历史影响

历史上,我国的灸疗对世界医学也有很大影响。陈文帝天嘉三年(公元562年)秋八月,吴人知聪携《明堂图》等医书一百六十卷越海东渡,将我国的针灸疗法传入日本。隋炀帝大业四年(公元608年)九月,日本推古天皇遣药师惠日、倭汉直、福因等来中国学习医学。约公元5世纪,我国的医学传入朝鲜。公元692年,古朝鲜医学教育以《针灸甲乙经》《针经》《明堂经》等为教材,教授学生。朝鲜和日本把针灸作为他们传统医学的重要组成部分保留至今。后来,针灸又传到东南亚、南亚以及欧洲。我国的针灸现已推广到世界五大洲一百多个国家和地区,成为世界医学的组成部分。目前,国际上从事针灸医疗工作的人越来越多,日本等国还进行了灸疗的实验研究和编纂了灸疗的专门书籍。

综上所述,灸法起源于远古,盛行于秦汉,鼎盛于唐宋明时期,衰落于清代,振兴于当代。经历了几千年的发展,灸法通过历代医家的不断探索,积累了丰富的临床与实践经验。20世纪末以来,随着人类疾病谱的改变及对化学性药物危害性的认识不断加深,人们正重新审视并全面评价传统医学的重要性,一股回归自然、崇尚自然疗法的热潮正在兴起。在预防医学日益受到重视的今天,灸法这一传统医术面临的机遇与挑战并存。思考如何既保持传统艾灸疗法的特色,又能与现代科技接轨以克服艾灸疗法的不足之处以适应形势发展的需要,将有助于我们更好地继承古老的灸法,并在继承的基础上不断深化创新。

第三节　艾灸在中医学中的地位

艾灸疗法是中医学的重要组成部分,也是传统医学中最古老的医疗方法之一。灸法对百余种疾病有较好的疗效,历史上曾广泛应用于临床,为中华民族的繁衍昌盛做出过巨大贡献。虽然晚清时期艾灸疗法经历过一段没落的时光,但是从未被人们遗忘。近年来,随着中医事业的发展和针刺疗法的兴盛,灸法也渐渐兴起,而且越来越受到国内外医学大家的关注,振兴灸法的呼声也越来越高。

灸法在临床上常表现出针所不及、药所难能的疗效,如内科病胃痉挛、腹泻、痹症等,外科病痈、疔、肠痈、疖腮等,妇科病痛经、带下、胎位不正等。只要辨证准确,手法得当,壮数足剂,灸法常有艾到病除之功,同时以经济、安全、方便而取信于人。

灸法千古不衰的疗效证明,它是中医宝库中一颗璀璨的明珠。以中医辨证而论,其阴阳、表里、寒热、虚实之证兼宜;以现代医学而言,细菌性疾病、病毒性疾病、器质性疾病、功能性疾病均可治。总之,灸疗是我国古代劳动人民长期与疾病作斗争的一大经验总结,是祖国医学中的重要瑰宝,它为中华民族的繁衍昌盛发挥过较大的作用,对世界医学产生过一定的影响,现在它更加受到人们的重视。可以预见,随着各国人民交往的增加,我国的灸疗学在世界医坛中将焕发出更加绚丽夺目的光彩,并将为护佑世界各国人民的健康发挥更大的作用。

第二章 艾灸的功效与机制

第一节 艾灸的指导理论

艾灸以传统中医理论为基础,以阴阳、五行、脏腑、经络等理论学说为指导,通过作用于人体脏腑经络,起到调和阴阳、平衡脏腑、治病祛邪的作用。

一、阴阳五行学说

阴阳五行学说是我国古人自发形成的唯物观和朴素的辩证法思想。阴阳五行学说认为,木、火、土、金、水是构成世界不可缺少的最基本的物质,也是人们日常生活中不可缺少的五种元素;阴阳五行学说还认为,物质世界是在阴、阳两种对抗性物质势力的运动推移之下发生发展的。

(一)阴阳学说

阴阳学说认为,宇宙间的任何事物都包含着相互对立的阴、阳两个方面,阴阳两方面的运动变化构成了宇宙万物,并推动着事物的发展变化。阴阳代表事物相互对立又相互联系的两个方面,阴阳是相对的,而不是绝对的。阴阳的相对性一方面表现为在一定条件下可以相互转化,阴可以变为阳,阳也可以变为阴;另一方面则体现在阴阳之中可以再分阴阳,例如昼为阳,夜为阴,而上午为阳中之阳,下午为阳中之阴,上半夜为阴中之阴,下半夜为阴中之阳。任何事物都可以分为阴阳两个方面,而且任何一个方面还可以再分阴阳,以至无穷。虽然任何事物均可以用阴阳的属性来区分,但必须指出,用阴阳属性来概括或区分的事物必须是相互关联的一对事物,或一个事物相关的两个方面才有实际意义。

1.阴阳学说的基本内容

(1)阴阳的相互对立。阴阳学说认为，一切事物都存在相互对立的阴、阳两个方面。阴阳之间的对立制约主要表现在它们之间是相互斗争的。任何事物都有互相对立的两个方面，其中一方面总是对另一方面起制约作用。阴阳相互制约的过程也就是阴阳相互斗争的过程，没有斗争就不能制约。相互对立的阴阳两方不是静止、动态不变的，而是互相排斥、互相斗争的。阴阳的这种相互对立关系推动着事物的变化和发展。

(2)阴阳的相互依存。阴和阳两个方面既是互相对立的，又是互相依存的，任何一方都不能脱离另一方而单独存在，也就是说任何一方都是另一方存在的条件。例如，昼为阳，夜为阴，没有昼无所谓夜，没有夜也无所谓昼；上为阳，下为阴，没有上无所谓下，没有下也无所谓上；左为阳，右为阴，没有左无所谓右，没有右也无所谓左；热为阳，寒为阴，没有热无所谓寒，没有寒也无所谓热；实为阳，虚为阴，没有实无所谓虚，没有虚也无所谓实。阳依存于阴，阴依存于阳，每一方都以另一方为存在条件。阴阳的这种相互依存关系一般又称为"互根"。《素问·阴阳应象大论》中提到"阴在内，阳之守也；阳在外，阴之使也"，就是对阴阳双方相互依存关系的很好说明。

(3)阴阳的相互消长。阴阳消长是说明相互对立、相互依存的阴阳双方不是处于静止不变的状态，而是处于"阳消阴长"或"阴消阳长"的互为消长的运动变化之中。例如，四季气候的变化，从冬至春及夏，气候由寒逐渐变热，是一个"阴消阳长"的过程；由夏至秋及冬，气候由热逐渐变寒，又是一个"阳消阴长"的过程。四季气候的阴阳相互消长，造成了寒、热、温、凉的不同变化。就人体而言，各种机能活动（阳）的产生，必然要消耗一定的营养物质（阴），这是"阳长阴消"的过程；而各种营养物质（阴）的新陈代谢，又必须消耗一定的能量（阳），这是"阴长阳消"的过程。在正常情况下，这种"阴阳消长"是处于相对平衡状态中的。如果这种"阴阳消长"变化超出一定的限度，不能保持相对平衡时，便将出现阴或阳的偏盛或偏衰，也就是疾病的发生。

(4)阴阳的相互转化。事物的阴阳两个方面发展到一定阶段时，可以向着各自相反的方向转化，阴可以转化为阳，阳也可以转化为阴。如果说"阴阳消长"是一个量变过程的话，那么阴阳的转化便是一个质变的过程。《素问·阴阳应象大论》所谓"重阴必阳，重阳必阴""寒极生热，热极生寒"就指出了阴阳相互转化的特点和条件。在疾病发展的过程中,由阳转阴、由阴转阳的变化是常见现象。例如,患者在持续高热的情况下,可突然出现体温下降、面色苍白、四肢厥冷、脉微欲绝等一派阴寒危象,病情由阳转阴;在这种情况下,若抢救及时、处理得当,患者四肢转温,色脉转和,阳气恢复,转危为安,病情又可由阴转阳。此外,临床上常见的由表入里、由里出表,由实转虚、由虚转实等病证变化也是阴阳转化的例证。

以上阴阳的相互对立、依存、消长、转化几方面的关系是阴阳学说的基本内容。这几个方面不是孤立的,而是相互联系、相互影响的。

2.阴阳学说在中医学中的应用

阴阳学说贯穿在中医学理论体系的各个方面,用来说明人体的组织结构、生理功能、疾病的发生发展规律,并指导临床诊断和治疗。

(1)说明人体的组织结构。阴阳学说认为,人体是一个有机整体,它的一切组织结构既是有机联系的,又可以划分为相互对立的阴、阳两部分。就整体而言,人体的上部属阳,下部属阴,体表属阳,体内属阴;就体表而言,人体的背部属阳,腹部属阴,外侧属阳,内侧属阴;以脏腑而言,人体的六腑属阳,五脏属阴。五脏之中又分阴阳,即心、肺属阳,肝、脾、肾属阴。具体到每一脏腑,又有阴阳之分,如心阴、心阳,肾阴、肾阳等。总之,人体组织结构的上下、内外各部分之间的复杂关系都可以用阴阳来概括说明,正如《素问·宝命全形论》所说:"人生有形,不离阴阳。"

(2)说明人体的生理功能。阴阳学说认为,人体的正常生命活动是由阴阳两方面保持相对平衡协调的结果。例如,机能与物质之间的关系就是这种对立统一关系的体现:在人体中,各种生理活动多以阳气推动,而能量的供应与代谢多以阴精滋养。人体的生理活动是以物质为基础的,没有阴精就无以产生阳气(生理机能);生理活动的结果又是不断促进物质代谢,化生阴精。如果阴阳不能协调平衡而分离,那么人的生命活动也将终止。所以《素问·生气通天论》中云:"阴平阳秘,精神乃治;阴阳离决,精气乃绝。"

(3)说明人体的病理变化。阴阳学说认为,疾病的发生是阴阳失去相对平衡,出现偏盛偏衰的结果。疾病的发生发展与正、邪两方面有关,正气(人体的抗病能力)与邪气(致病因素)以及它们的相互作用情况都可以用阴阳学说来概括说明。病邪有阴邪、阳邪之分,正气包括阴精与阳气两部分。阳邪致病,因其阳偏盛而导致阴气损伤,故出现实热证;阴邪致病,因其阴偏盛而导致阳气损伤,故出现实寒证。阳虚不能制阴,则出现阳虚阴盛的虚寒证;阴亏不能制阳,则出现阴虚阳亢的虚热证。尽管疾病的病理变化多端,但均可用"阴阳失调""阴盛则寒,阳盛则热;阳虚则寒,阴虚则热"来概括说明。

此外,机体的阴阳任何一方虚损到一定程度,常可导致对方的不足,即所谓"阴损及阳""阳损及阴",甚则出现"阴阳两虚"。在某些慢性病的发展过程中,由于阳气虚弱而致阴精化生不足,或由于阴精亏损而致阳气生化无源,都是临床上常见的病理变化。

(4)用于疾病的诊断。由于疾病发生发展的根本原因是阴阳失调,所以尽管疾病的临床表现错综复杂、千变万化,但总可以用"阴证"和"阳证"加以概括。正确的诊断首先要分清阴阳,才能抓住疾病的本质,做到执简驭繁。因此《素问·阴阳应象大论》中云:"善诊者,察色按脉,先别阴阳。"阴阳大则可以概括整个病证是属阴证、属阳证,小则可以分析四诊中某一个具体脉证,如里、虚、寒证为阴,表、实、热证为阳。色泽鲜者为阳,晦暗者为阴;语声高亢洪亮者为阳,低微无力者为阴;呼吸气粗者为阳,呼吸微弱者为阴;脉浮、数、洪大有力者为阳,脉迟、沉、细涩无力者为阴。

(5)用于疾病的治疗。由于阴阳偏盛偏衰是疾病发生发展的根本原因,因此,调整阴阳,促使阴阳恢复相对平衡就是治疗的基本原则。如阳盛而损及阴液者,可损其有余之阳,用"热者寒之"的方法;因阴盛而损及阳气者,可损其有余之阴,用"寒者热之"的方法。反之,若因阴液不足,不能制阳而致阳亢者,则需补其阴,以"壮水之主,以制阳光"为原则,用"阳病治阴"的方法;或因阳气不足,不能制阴而造成阴盛者,则必须补其阳,以"益火之源,以消阴翳"为原则,用"阴病治阳"的方法。

在疾病治疗中,阴阳不仅能确立治疗原则,而且还被用来概括药物的性、味和功能,作为指导临床用药的依据。例如,寒凉、滋润的药物属阴,温热、燥烈的药物属阳;药味酸、苦、咸的属阴,辛、甘、淡的属阳;药物具有敛降作用的属阴,具有升散作用的属阳。

治疗疾病时,就是要根据病情的阴阳盛衰情况,确定治疗原则,再结合药物的阴阳属性和作用选择相应的药物,从而达到治病的根本目的。

(二)五行学说

五行即木、火、土、金、水五种物质。五行学说认为,宇宙间一切事物都是由这五种物质的运动与变化构成的,并认为这五种物质处于不断的运动、变化之中,具有相互滋生、相互制约的相生相克关系,可用以解释事物间的复杂关系。五行学说用于医学领域,可以说明人体生理、病理以及与外在环境的相互关系等。

　　1.五行学说在中医学中的应用

　　五行学说应用于中医学,就是用事物的五行分类方法和生克乘侮的变化规律来解释人体的生理、病理现象,并指导临床诊断与治疗。

　　(1)说明脏腑的生理功能与相互关系。五行学说应用于生理方面,体现了五脏六腑之间以及人与外在环境之间相互联系的统一性。五行学说根据人体内脏的特点,将人体的内脏分别归属于五行,以五行的特性来进一步说明五脏的生理活动特点。如肝喜条达,有疏泄的功能,木有生发的特性,故以肝属"木";心阳有温煦的作用,火有阳热的特性,故以心属"火";脾为生化之源,土有生化万物的特性,故以脾属"土";肺主肃降,金有清肃、收敛的特性,故以肺属"金";肾有主水藏精的功能,水有润下的特性,故以肾属"水"。

　　五行学说还用于说明人体脏腑组织之间和生理功能的内在联系,如肾(水)之精以养肝,肝(木)藏血以济心,心(火)之热以温脾,脾(土)化生水谷精微以充肺,肺(金)清肃下行以助肾水,这就是五脏相互滋生的关系;肺(金)清肃下降可以抑制肝阳的上亢,肝(木)的条达可以疏泄脾土的壅郁;脾(土)的运化可以制止肾水的泛滥;肾(水)的滋润可以防止心火的亢烈;心(火)的阳热可以制约肺金清肃太过,这就是五脏相互制约的关系。

　　此外,人体与外界环境四时五气以及饮食五味等的关系,也都可以用五行学说来加以说明。如以肝为例,"东方生风,风生木,木生酸,酸生肝,肝主筋……肝主目"(《素问·阴阳应象大论》),这样就把自然界的东方、春季、风、酸等,通过五行的木与人体的肝、筋、目联系起来,表达了"天人相应"的整体观念。

　　(2)说明脏腑间的病理影响。五行学说不仅可以说明脏腑功能间的相互联系,而且可以说明在病理情况下脏腑间的相互影响。用五行学说的生克乘侮规律可以说明五脏病变的相互影响关系,如肝病可以传脾,是木乘土;脾病也可以影响肝,是土侮木;肝脾同病,互相影响,木郁土虚或土壅木郁;肝病还可以影响心,为母病及子;影响肺,为木侮金;影响肾,为子病及母。肝病是这样,其他脏器的病变也是如此,都可以用五行生克乘侮的关系来说明它们在病理上的相互影响。脏腑病理变化之间的复杂关系都可以用相乘、相侮、母病及子或子病及母来加以概括说明,也就是说,脏腑之间病理变化的相互关系都逃不出这四种情况。

(3)用于诊断和治疗。人体五脏的功能活动及其异常变化,可以从人的面色、声音、口味、脉象等方面反映出来,这说明根据患者的面色、声音、口味、脉象等的变化可以诊断疾病。而五脏与五色、五音、五味以及相关脉象的变化在五行归类上存在一定的联系,所以在临床诊断疾病时,就可以综合望、闻、问、切四诊所得的资料,根据五行的所属及其生克乘侮的变化规律来推断病情,如面色青,喜食酸味,脉见弦象,表示病在肝;面见赤色,口味苦,脉象洪,说明病在心,为心火亢盛之证;脾虚的患者面见青色,为木乘土;心脏病患者面见黑色,为水克火;等等。

疾病的发生发展有时和内脏生克关系的异常有关,因此在治疗时,除了对病变的本脏进行处理外,还应该根据五行的生克乘侮关系考虑其他有关的脏腑,并调整其关系,控制其传变,以达到治疗疾病的目的。《难经·七十七难》提出的"见肝之病,则知肝当传之于脾,故先实其脾气",就是运用五行相乘关系指导治疗的具体体现。后世医家运用五行生克乘侮的规律,又得出了很多更为具体的治疗方法,如培土生金、滋水涵木、扶土抑木、壮水制火等。

总之,阴阳五行学说是古人认识自然和解释自然的世界观和方法论,是我国古代的唯物论和辨证法。将它运用于医学,是根据自然界运动变化的现象和规律,探讨人体的生理和病理变化,从而概括说明人体的机能活动、组织结构及其相互关系。阴阳学说是从事物阴阳两方面的矛盾对立、相互依存、相互消长、相互转化来说明事物的发展变化的,该学说认为,人体的正常生理活动就是阴阳的相对平衡与协调,而疾病的发生就是阴阳失去相对平衡与协调。五行学说是用五行归类的方法及生克乘侮的规律,说明脏腑组织的性质及其相互关系的。阴阳五行学说在用于解释人体的生理、病理现象和变化以及指导临床诊断和治疗时,是互相联系、互相补充的,它们是密切相关的两个部分。

2.五行学说的基本内容

(1)对事物属性的五行分类。古代医家运用五行学说对人体的脏腑组织、生理、病理现象以及与人类生活有关的自然界事物作了广泛的联系和研究,并用"比类取象"的方法,按照事物的不同性质、作用与形态,分别将其归属于木、火、土、金、水这五行之中,借以阐述人体脏腑组织之间生理、病理的复杂联系,以及人体与外界环境之间的相互关系。这种五行归类的方法不是归于木、火、土、金、水本身,而是按其特点,抽象地概括出不同事物的属性。例如,木性的特点是生发、柔和、条达,凡是具有这种特性的事物便概括地称之为木,归入"木行";火性的特点是阳热、炎上,凡是具有这种特性的事物便概括地称之为火,归入"火行";土性的特点是长养、变化,凡是具有这种特性的事物便概括地称之为土,归入"土行";金性的特点是清肃、坚劲,凡是具有这种特性的事物便概括地称之为金,归入"金行";水性的特点是寒润、下行,凡是具有这种特性的事物便概括地称之为水,归入"水行"。因此医学上所沿用的五行实际上是五种不同属性的抽象概括,现择其要者列表,如表2-1所示。

表 2-1　人体与自然界中的五行配属举例

五行	人体					自然界					
	五脏	六腑	五官	形体	情志	五声	五音	五色	五味	五化	五气	五方	五季
木	肝	胆	目	筋	怒	呼	角	青	酸	生	风	东	春
火	心	小肠	舌	脉	喜	笑	徵	赤	苦	长	暑	南	夏
土	脾	胃	口	肉	思	歌	宫	黄	甘	化	湿	中	长夏
金	肺	大肠	鼻	皮	悲	哭	商	白	辛	收	燥	西	秋
水	肾	膀胱	耳	骨	恐	呻	羽	黑	咸	藏	寒	北	冬

（2）五行的生克乘侮关系。五行学说认为,五行间存在着相生、相克、相乘、相侮的关系,并不是各不相干的,并以此来说明事物之间的相互关系。

"相生"即相互滋生和助长,"相克"即相互制约和克制。五行相生的次序是木生火,火生土,土生金,金生水,水生木,循环无端;五行相克的次序是木克土,土克水,水克火,火克金,金克木,往复无穷。在五行相生的关系中,任何一行都具有"生我""我生"两方面的关系,生我者为母,我生者为子,所以五行的相生关系又叫"母子关系"。在五行相克的关系中,任何一行都具有"我克"和"克我"两方面的关系,我克者为我所胜,克我者为我所不胜,所以五行的相克关系又叫"所胜"与"所不胜"的关系。

相生与相克是不可分割的两个方面。没有生,就没有事物的发生与成长;没有克,就不能维持正常协调关系下的变化与发展。正如《类经图翼·五行统论》所说:"造化之机,无制则亢而为害。"这说明自然界一切事物的运动变化都存在相互滋生、相互制约的关系,而且只有生中有制、制中有生、相辅相成,才能运行不息。

所谓"相乘""相侮"是指五行之间正常的生克制化关系遭到破坏出现的异常相克现象。乘即"乘虚侵袭"的意思,侮就是"恃强凌弱"。相乘即指相克太过,例如,木气偏亢便会乘土,使土虚弱。相侮是反相的相克,又叫"反克",其顺序与相克的顺序相反。例如,若金气不足或木气偏亢,木就可能反过来侮金。《素问·五运行大论》中云:"气有余则制己所胜而侮所不胜,其不及则己所不胜侮而乘之,己所胜轻而侮之。"这就是对五行乘侮关系的很好总结。

此外,五行学说还认为,属于同一"行"属的事物存在相关的联系,如《素问·阴阳应象大论》中所说的"东方生风,风生木,木生酸,酸生肝,肝生筋",即是说明方位的东方和自然界的风、木以及酸味的物质都与肝相关。因而有人认为,五行学说是说明人与自然环境相统一的理论基础。

二、脏腑学说

脏腑学说是研究人体各个脏腑的生理功能、病理变化及其相互关系的学说。脏腑学说中的脏、腑不单纯是一个解剖学概念,更重要的是概括人体某一系统的生理学和病理学概念。

脏腑即五脏与六腑,其中五脏为心(包括心包络)、肺、脾、肝、肾,六腑为胆、胃、小肠、大肠、膀胱、三焦。

脏与腑主要是根据它们功能特点的不同而区分的。五脏可贮藏精、气、血和津液,六腑则主司食物的受纳、消化、吸收、传导和排泄。因而脏以藏为主,腑以通为用。正如《素问·五脏别论》中提到的那样:"……五脏者,藏精气而不泄也,故满而不能实。六腑者,传化物而不藏,故实而不能满也。"

六腑之外,还有脑、脉、骨、髓、胆和女子胞,它们既有异于正常的五脏,又不同于一般的六腑,故称为"奇恒之腑"。但由于它们的生理功能和病理变化与脏关系极为密切,所以分别在有关脏腑之内叙述,不另立章节。

(一)五脏

1.心

心位于胸中,有心包围护于外,它的主要生理功能是主血脉和主神志,其华在面,开窍于舌,与小肠相表里。

(1)心主血脉,其华在面。心主血脉是指心有推动血液在脉管内运行的作用,所以《素问·痿论》中云:"心主身之血脉。"经脉是血液运行的通道。血液的运行靠心的推动。只有心气旺盛,血液才能在脉道运行不息,从而满足全身的需要。由于心、血、脉相互关联，而面部血脉又较为丰富，所以心气的盛衰、血脉的盈亏变化可以从脉搏和面部的色泽反映出来。如心气旺盛、血脉充盈，则脉搏和缓有力，面色红润；心气血不足则血脉空虚，可出现脉搏细弱或节律不齐、面色白，甚至血行滞、面色青紫等症状。所以《素问·六节藏象论》中云："心者……其华在面，其充在血脉。"

（2）心主神志。神志是指人的精神、思维活动。中医学认为，神志与五脏有关，特别是与心有关。《灵枢·本神》曰"所以任物者谓之心"，这指出人对外界事物发生的思维活动过程是由心来完成的。血液是神志活动的主要物质基础，血为心所主。心主神志的功能与心主血脉的功能是密切相关的。因此，如果心的气血充盈，则人神志清晰，思维敏捷，精力充沛；相反，如果人心血不足，则常导致心神的变化，而出现心悸、失眠、多梦、健忘等心神不宁之症。如果血热扰心，还可见到谵妄、昏迷、不省人事等症状。

（3）心开窍于舌。心经有一分支与舌直接相连，舌与心在生理功能上有密切的联系。心的气血上通于舌，以保持舌体的生理功能。如果心有了病变，就容易从舌上反映出来。例如，心血不足则舌质白；心火上炎则舌质红，甚则舌体糜烂；血脉瘀滞则舌质紫暗，或现瘀点、瘀斑；热入心包或痰迷心窍则神昏谵语、舌强语謇。正因为心的生理功能、病理变化可直接影响舌，而舌的变化又可以直接反映心的病理变化，故有"心开窍于舌"与"舌为心之苗"的说法。

说到心，就不能不说心包。心包又称"心包络"，是心脏的外围组织，有保护心脏的作用。故邪气犯心，常先侵犯心包。正如《灵枢·邪客》中提到的那样："故诸邪之在于心者，皆在于心之包络。"实际上，心包受邪所出现的病症与心是一致的，如温邪内陷，出现神昏、谵语等心神失常的症状，称为"热入心包"。由于痰浊而致神志模糊、意识障碍或精神错乱的，称为"痰迷心窍"或"痰浊蒙蔽心包"。

2.肺

肺位于胸中，上通喉咙，开窍于鼻，它的主要生理功能是司呼吸，主一身之气，主宣发与肃降，通调水道，外合皮毛，与大肠相表里。

（1）肺主气，司呼吸。肺主气包括两个方面：一是肺主呼吸之气。肺脏有司呼吸的作用，是体内外气体交换的场所。人体通过呼吸作用，吸入自然界的清气，呼出体内的浊气，吐故纳新，使体内外之气不断得到交换。二是指肺主一身之气。肺与宗气的生成有密切的关系。宗气由水谷之精气与肺所吸入之气相结合而成,积于胸中。它上出喉咙以司呼吸,又通过"肺朝百脉"作用而布散全身,营养各组织器官,维持各组织器官正常的功能活动。

肺主气的功能正常,则气道通利,呼吸均匀。如果肺气不足,则出现呼吸无力,甚或少气不足以息、语音低微、身倦乏力等气虚的症状。

(2)肺主宣发与肃降。肺主宣发是指肺具有输布气血津液至全身,内而脏腑经络,外而肌肉皮毛的作用。正如《灵枢·决气》中提到的那样:"上焦开发,宣五谷味,熏肤,充身,泽毛,若雾露之溉,是谓气。"若肺气不能宣发而壅滞,则可见胸闷、鼻塞、咳嗽、吐痰等症状。

肃降是指清肃下降。肺居上焦,其气以肃降为顺。若肺气不能肃降而上逆,气郁闭于肺,则可出现胸闷、咳嗽、喘息等症。

肺的宣发与肃降是相辅相成的两个方面,既对立又统一:没有正常的宣发,就不能很好地肃降;不能很好地肃降,也必然会影响正常的宣发。只有宣降协调,才能气道通利,呼吸均匀;保证体内外气体的正常交换,才能使气血津液布散于周身,无用的水液下输到膀胱,变为尿液排出体外。

肺的宣发与肃降功能不仅在生理上相辅相成,而且在病理上也是相互影响的。如外邪袭表,肺气不能宣发,则可引起咳、喘等肺气不降的病变;如痰浊阻肺,肃降失常,则可引起咳逆、胸满、喉中痰鸣等肺气失宣的病变。

(3)肺主皮毛,通调水道。皮毛是指人的一身之表,包括皮肤、汗腺、毛发等组织,是抵御外邪侵袭的藩篱。肺主皮毛是指肺与皮毛紧密关联,肺脏通过它的宣发作用,把水谷精微输布于皮毛,以滋养周身的皮肤、毛发、肌肉。其中,卫气宣发到体表,就可以发挥"温分肉,充皮肤,肥腠理,司开阖",保卫机体,抗御外邪的作用。

在病理上,肺与皮毛也相互影响。如外邪入侵,常由皮毛而犯肺,从而出现恶寒、发热、鼻塞、流涕、咳嗽甚至气喘等肺卫失宣的证候。肺气虚弱,不能宣发卫气,输精于皮毛,则不但可以出现皮毛憔悴、枯槁,而且可以引起卫外机能低下,使人体容易遭外邪的侵袭。而卫气又主司汗孔的开阖,所以肺气虚,肌表不固,可见自汗;外寒未表,肺卫失宣,毛窍郁闭,可见无汗的症状。

通调水道是指肺脏对水液代谢具有一定的调节作用,这一功能是通过肺气的宣发和肃降来完成的。人体摄入水谷精微物质,经肺气的宣发滋养全身,多余的水液除通过出汗、呼吸、大便等排出一部分外,主要是经过肺气的肃降,使水液下归于肾,再经肾的气化作用下输膀胱,成为尿液而排出体外,所以有"肺为水之上源"之称。

(4)肺开窍于鼻。"鼻为肺窍",鼻是肺呼吸的通道。鼻的通气和嗅觉功能主要依赖肺气的作用。肺气和则呼吸利,嗅觉灵敏。由于鼻为肺窍,所以鼻又常成为邪气侵犯肺脏的通道,如温热之邪多由口鼻而入,首先犯肺。在病理上,鼻、肺二者的关系也很密切,如风寒束肺,肺气不宣,便常见鼻塞流涕、嗅觉不灵等症状;肺热壅盛,则常见喘促而鼻翼动等症状。在治疗上,常用辛散宣肺法治疗鼻的疾病,如鼻塞流涕、嗅觉失灵;用针刺耳部肺穴法治疗鼻息肉、慢性鼻炎等病,都说明肺与鼻的关系密切。

喉是呼吸的门户和发音器官,又是肺的经脉所过的地方,故喉的通气与发音直接受肺气的影响。肺有病变时,往往可以引起声音嘶哑及喉痹等咽喉部位的病变。

3.脾

脾位于中焦,它的主要生理功能是主运化、统血,主肌肉及四肢,开窍于口,其华在唇,与胃相表里。

(1)脾主运化。脾主运化的作用包括运化水谷精微和运化水湿两个方面。脾主运化水谷精微是指对营养物质的消化、吸收和运输等功能。脾气健运,则消化、吸收和运输功能旺盛;反之则失职,就会出现腹胀、腹泻、倦怠、消瘦、营养不良等症。脾对水湿的运化主要是指脾有促进水液代谢的作用。脾在运输水谷精微的同时,还把人体所需要的水液运送到周身各组织中,以发挥其滋养濡润的作用。代谢后的水液则下达于肾,由膀胱排出体外。水液这种输布及代谢的过程是肺气的宣发肃降和脾气的运化水湿功能共同完成的。如果脾运化水湿的功能失常,就可导致水湿潴留的各种病变,如水湿凝聚则为痰饮,溢于肌肤则为水肿,停留于肠道则为泄泻,留于腹腔则为腹水等。所以《素问·至真要大论》中云:"诸湿肿满,皆属于脾。"

脾主运化水谷精微和运化水湿两个方面的作用是相互联系。因此,若脾失健运,则两方面的病理表现常常互见。

(2)脾主统血。脾主统血是指脾气有统摄血液,使其不致溢出脉外的作用。如脾气虚衰,失去统摄之权,则血离脉道,出现各种出血病症,如长期便血、崩漏等。脾之所以能统血,是依赖脾所化生的营气。营气为血中之气,气为血帅,血由气摄,因此"脾不统血"的出血症也就是"气不摄血"的结果。

(3)脾主肌肉、四肢。脾主肌肉是指脾有运化水谷精微以营养肌肉的作用。

脾气健旺，营养充足，则肌肉丰满。所以脾脏运化功能是否正常，就必然关系着肌肉的壮实与衰萎。《素问·痿论》中提到的"脾主身之肌肉"就是这个意思。

人体四肢的正常功能活动也与脾气密切相关。当脾气健旺时，清阳之气布流全身，输送营养物质充足，则肌肉丰满，四肢强劲有力，运动灵活；反之，如脾失健运，则清阳不布，营养缺乏，必致肌肉萎软，四肢倦怠无力。因此，临床上对四肢痿弱不用的痿证常用健脾的方法来治疗。

(4)脾开窍于口，其华在唇。脾开窍于口，是指人的饮食、口味等与脾的运化功能密切相关。脾气健旺，则食欲旺盛，口味正常；若脾失健运，则可见食欲的改变和口味的异常，乃至不欲饮食，口淡乏味，以及湿邪困脾的口腻、口甜等。所以《灵枢·脉度》中云："脾气通于口，脾和则口能知五谷矣。"

由于脾主肌肉，口为脾窍，因此脾主运化水谷功能的盛衰常能从口唇反映出来。如脾气健运，肌肉营养充足，则口唇红润光泽；脾气不健，则运化失职，常见口唇萎黄不泽。所以有脾"开窍于口，其华在唇"之说。

4.肝

肝位于肋部，它的主要生理功能是主疏泄、藏血、主筋，开窍于目，其华在爪，与胆相表里。

(1)肝主藏血。肝藏血是指肝脏具有贮藏血液和调节循环血量的功能。人体内各脏腑，常随着生理状况变化而改变其血流量。当人在休息和睡眠时，机体的血液需要量就减少，多余的血液则藏于肝；当人在劳动或工作时，机体的血液需要量就增加，肝脏就排出贮藏的血液，以供应机体的需要。所以唐代王冰次注《素问·五脏生成》中云："肝藏血，心行之，人动则血运于诸经，人静则血归于肝脏。"肝藏血，以气为用，主升主动，其体阴而用阳，如果肝藏血功能失常，就会影响人体正常活动，同时也易出现血液方面的疾病。例如，若肝血不足，常可见两目昏花，筋肉拘挛，屈伸不利，以及妇女月经量少甚至闭经等症；若肝气横逆，气机紊乱，还可出现吐血、妇女血崩等病变。

(2)肝主疏泄。肝主疏泄是指肝气具有舒展、升发的生理功能。肝气疏泄，关系着人体气机的升降与调畅。气机调畅，升降正常，表现为某些内脏的正常生理活动；若气机不调，升降失常，则表现为某些内脏的病理活动。肝主疏泄的功能对人体气机的升降与调畅的影响主要表现在情志和消化两个方面。

首先，在情志方面，中医学从长期的医疗实践中观察到，肝气的疏泄功能正常与否直接影响人的精神情志活动，并由此认识到人的精神状态除了为心所主外,与肝也有密切关系。只有在肝气疏泄功能正常、气机调畅的情况下,人才能气血平和、心情舒畅。如果肝脏失其疏泄之职,气机不调,则会引起情志方面的异常变化。如肝气抑郁,可见胸闷胀满,郁郁不乐,多疑善虑,甚则沉闷欲哭,月经不调等症;肝气过于亢奋,可见急躁易怒,失眠多梦,目眩头晕,耳鸣耳聋等症。但是,外界的精神刺激,尤其是大怒或过度的抑郁又常可导致肝的疏泄功能失常,而出现肝气郁结、气机不调等病理现象。所以又有"肝喜条达而恶郁"及"暴怒伤肝"之说。

其次,在消化方面,肝的疏泄功能既可以调畅气机,协助肺胃之气的升降,又与胆汁的分泌有关。若肝失疏泄,影响脾胃的消化功能和胆汁的分泌与排泄,就会出现消化不良的病变。临床上经常可见到肝气郁结的患者,除了出现胸胁胀痛、急躁易怒等肝气郁结的症状外,常兼见胃气不降的嗳气和脾气不升的腹泻等症状。前者称为"肝气犯胃",后者称为"肝脾不和"。

(3)肝主筋,其华在爪。肝主筋是指全身的筋膜依赖于肝血的滋养。因此,人体肢体的运动虽然是筋的作用,但却关系着肝血的盛衰。只有肝血充盈,才能"淫气于筋",使肢体维持正常的运动。若肝血不足,血不养筋,即可出现手足震颤,肢体麻木,甚则出现屈伸不利等症;若邪热劫津,津伤血耗,血不营筋,则可见四肢抽搐,角弓反张,牙关紧闭等症状。所以《素问·至真要大论》中云"诸风掉眩,皆属于肝""诸暴强直,皆属于风"。

"爪为筋之余",爪甲的荣枯变化可以反映出肝血的盛衰。肝血充足,则筋强力壮,爪甲坚韧;若肝血虚少,筋弱无力,则爪甲多薄而软,甚至变形而易脆裂。所以《素问·五脏生成》中云:"肝之合筋也,其荣爪也。"

(4)肝开窍于目。五脏六腑的精气皆上注于目,因此目与五脏六腑都有内在联系,但其中主要的是肝脏。这是因为肝主藏血,肝的经络又上联于目系的缘故。《灵框·脉度》中云:"肝气通于目,肝和则目能辨五色矣。"肝的功能是否正常,往往可以反映于目,如肝的阴血不足,则两目干涩,或视物不清,甚则夜盲;肝经风热,则可见目赤肿痛;肝火上炎,则可见目赤生翳;肝阳上亢,则可见头目眩晕;肝风内动,则可见目斜上吊等。

5.肾

肾位于腰部,左右各一,它的主要生理功能是藏精、主水、纳气、生髓、主骨,主人体的生长、发育、生殖功能,开窍于耳及二阴,与膀胱相表里。

(1)肾藏精,主发育及生殖。精是构成人体的基本物质,也是机体各种机能活动的物质基础。所以《素问·金匮真言论》中云："夫精者,身之本也。"精有先天与后天之分,先天之精受禀于父母,后天之精来源于饮食,由脾胃化生。

精藏之于肾,其所化之气称为"肾气"。肾的精气盛衰关系到生殖和发育的能力。《素问·上古天真论》中称女子"二七,而天癸至,任脉通,太冲脉盛,月事以时下,故有子……七七,任脉虚,太冲脉衰少,天癸竭,地道不通,故形坏而无子也",又称男子"二八,肾气盛,天癸至,精气溢泻,阴阳和,故能有子……七八,肝气衰,筋不能动,八八,天癸竭,精少,肾藏衰,形体皆极;则齿发去",这突出反映了肾的精气在主持人体生长、发育和生殖功能方面的作用。肾藏精的功能失常,则生长发育和生殖能力必然要受到影响,如某些男子不育和女子不孕,以及小儿发育迟缓、筋骨痿弱无力等,都是肾精不足的表现。

从阴阳属性来说,精属阴,气属阳,所以有时也称肾精为"肾阴",肾气为"肾阳"。肾阴和肾阳在人体内也是相互制约、相互依存的,以维持人体生理的动态平衡。这一平衡状态遭到破坏,即形成肾的阴阳偏盛偏衰的病理变化。临床上,肾阴虚既可出现由于滋养作用的肾精亏损所引起的腰膝痿软无力、目眩、健忘等肾阴不足的症状,也可以见到阴虚阳亢的潮热盗汗、头晕耳鸣以及男子遗精、女子梦交等相火妄动的病变;肾阳虚既可以出现由温煦生化作用不足引起的精神疲惫、腰膝冷痛、形寒肢冷、小便频数等肾阳不足的症状,也可以见到阳痿早泄、女子宫寒不孕等生殖能力衰退的病变。由于肾阴虚和肾阳虚的本质都是肾的精气不足,所以肾阴虚和肾阳虚之间又有内在的联系,肾阴虚到一定程度时可以累及肾阳,而肾阳虚到一定程度时也能伤及肾阴,成为阴损及阳或阳损及阴的肾阴阳两虚证。

此外,临床上常把肾虚证而无寒象或热象,表现为小便频数清长,遗尿,小便失禁,滑精早泄等称为肾气虚;把无明显寒象或热象,表现为头晕耳鸣,腰膝痿软,小儿生长发育不良等称为肾精不足。

(2)肾主水。肾在体内水液的输布、调节和代谢过程中起重要作用,所以《素问·逆调论》中云:"肾者,水藏,主津液。"水液由胃的受纳、脾的转输、肺的通调而下归于肾。通过肾阳气化而分清浊,清者上升复归于肺而为津,浊者下出膀胱为尿。水液的输布与胃、脾、小肠、肺、膀胱、三焦等都有关系,但都有赖于肾阳的温煦和推动作用。肾阳不足,可致水液停留而表现为尿少、尿闭或尿频、遗尿等。

(3)肾主纳气。肾主纳气是指肾有助肺气下归于肾的作用。肾气充沛,纳气正常,才能呼吸均匀。如果肾虚不纳,就会出现呼多吸少,吸气困难,动则气喘。

(4)肾主骨,生髓,其华在发。肾主藏精,而精能生髓,髓居于骨中,骨赖髓以充养。肾精充足则骨骼坚固有力;若肾精虚少,便会出现腰膝痿软,甚至脚痿不能行,小儿发育不良、囟门迟闭等。

"齿为骨之余",牙齿也有赖于肾精的充养,若肾精充足,则牙齿坚固;若肾精不足,则牙齿松动,易于脱落。

髓有脊髓和骨髓之分,脊髓上通于脑,脑为髓聚而成,所以称脑为"髓海"。精与血互为资生,精足则血旺;而毛发为血之余,其生机根于肾气,因此发的生长与脱落、润泽与枯槁均与肾的精气盛衰有关。肾精充沛,则毛发光泽;肾气虚衰,则毛发白而脱落。所以《素问·五脏生成》中提到"肾之合骨也,其荣发也"。

(5)肾开窍于耳与二阴。耳司听觉,有赖于肾的精气充养,所以耳从属于肾。肾的精气充沛,则听觉灵敏;肾精亏损,则耳聋、耳鸣。二阴指前阴和后阴,有排泄和生殖功能,但要依赖肾气的作用。若肾气虚衰,在小便方面可出现尿频、遗尿或尿少等病证,在生殖方面可出现遗精、阳痿、早泄、不孕等病证,在大便方面可出现五更泄及便秘等病证,所以有"肾司二阴"之说。

在此额外介绍一下女子胞。女子胞又名"胞宫",有主月经及孕育胎儿的作用,它与肾脏及冲脉、任脉的关系最密切。在肾气充盛,冲、任二脉气血充足的情况下,月经正常,具有生殖和营养胎儿的作用;如肾气虚弱,冲、任二脉虚,就会出现月经不调、经闭不孕等症。

(二)六腑

1.胆

胆附于肝,内藏"精汁",所以称胆为"中精之府"。精汁即胆汁,来源于肝,故前人有"肝之余气溢于胆,聚而成精汁"的说法。胆汁注入肠中,有促进饮食消化的作用。胆汁味苦色黄,故胆病多见口苦、呕吐苦水以及黄疸等症状。

肝胆相表里,肝气也与情志活动有关,临床上对某些惊悸、失眠、多梦等精神情志症状也常从胆来治疗。

2.胃

胃位于膈下,上接食道,下通小肠,主受纳、腐熟水谷,为"水谷之海"。水谷经过胃的腐熟消磨,下传于小肠,其精微物质则由脾运化全身,以营养人体,所以又称脾胃为"后天之本"。因此,临床上诊断与治疗疾病都十分重视胃气的盛衰。一般而言,不论何种疾病,如胃气不衰,则预后较好;如胃气已绝,则预后不良。所以中医有"人以胃气为本""有胃气则生,无胃气则死"的说法,并把"保胃气"作为重要的治疗原则。

胃以降为顺,若胃失和降,就会出现饮食减退,上腹部胀满疼痛、恶心、呕吐、呃逆等症。

3.小肠

小肠上接于胃,其主要功能是"受盛化物",即接受胃中传化来的水谷,并把它分成清、浊两个部分。清者通过脾传输到身体各个部分而被利用,其代谢剩余的水液下输膀胱;浊者通过阑门下注于大肠。由于小肠能泌别清浊,所以当小肠有病时,除影响消化吸收功能外,还会出现小便的异常。

4.大肠

大肠上接阑门,与小肠相通,下端为肛门。大肠接受小肠下注的浊物,再吸收其中多余的水分,燥化成为粪便,由肛门排出。大肠有病则传导失常,燥化不及可出现肠鸣、便溏、腹泻;燥化太过、津液耗伤可出现便结、便闭等症。

5.膀胱

膀胱位于下腹部,是人体主持水液代谢的器官之一,它有贮存和排泄尿液的功能,与肾相表里。在病理上,若膀胱气化不利,就可见到小便不利或癃闭;若膀胱失其约束,则可出现尿多、小便失禁等症。

6.三焦

三焦是上、中、下焦的总称,它概括了人体上、中、下三部及其所在脏腑的功能活动和病理变化。《灵枢·营卫生会》将三焦的主要生理功能归纳为"上焦如雾,中焦如沤,下焦如渎"。"上焦如雾"主要指心肺输布气津的作用,形容这种作用有如雾露的弥散滋润万物一样;"中焦如沤"主要指脾胃消化、吸收和转输水谷精微化生气血津液的作用,形容这种作用有如酿酒一样;"下焦如渎"主要指肾与膀胱的运行津液和肠道传导粪便的作用,形容这种作用有如排水渠道一样。在病理情况下,上焦病包括心肺的病变,中焦病包括脾胃的病变,下焦病包括肝肾的病变。

三、经络学说

(一)经络学说及其组成

经络学说是研究人体经络系统的循行分布、生理功能、病理变化及其与脏腑相互关系的学说,是中医学理论体系的重要组成部分。经络是经脉和络脉的总称,是运行全身气血,联络脏腑肢节,调节机体活动,沟通上下、表里、内外的通路。经络学说是在古代医家进行长期的医疗实践中产生和发展起来的,多年来一直指导着中医各科的诊断和治疗,其与针灸学科的关系尤为密切。

经络系统由十二经脉、十二经别、十五络脉、十二经筋、十二皮部、奇经八脉及细小的浮络和孙络等组成。

1.十二经脉

十二经脉即手三阴(肺、心包、心)经、手三阳(大肠、三焦、小肠)经、足三阳(胃、胆、膀胱)经、足三阴(脾、肝、肾)经的总称。由于它们隶属于十二脏腑,为经络系统的主体,故又称为"正经"。十二经脉的命名是结合脏腑、阴阳、手足三个方面而定的,阳分少阳、阳明、太阳,阴分大阴、厥阴、太阴。根据脏属阴、腑属阳、内侧为阴、外侧为阳的原则,把各经所属脏腑结合循行于四肢的部位,定出各经的名称,即属脏而循行于肢体内侧的为阴经,否则为阳经。十二经脉的作用主要是联络脏腑、肢体和运行气血,濡养全身。

2.十二经别

十二经别是十二正经离、入、出、合的别行部分,是正经别行深入体腔的支脉。十二经别多从四肢肘、膝关节以上的正经别出(离),经过躯干深入体腔与相关的脏腑联系(入),再浅出于体表上行头项部(出),在头项部,阳经经别合于本经的经脉,阴经经别合于其相表里的阳经经脉(合)。十二经别按阴阳表里关系汇成六组,在头项部合于六阳经,故有"六合"之称。

3.十五络脉

十二经脉和任、督二脉各自别出一络,加上脾之大络,总计十五条,称为"十五络脉"。十二经脉的别络均从本经四肢肘、膝关节以下的络穴分出,走向其相表里的经脉,即阴经别络于阳经,阳经别络于阴经。任脉的别脉从鸠尾分出后散布于腹部;督脉的别络从长强分出后散布于头,左右别走足太阳经;脾之大络从大包分出后散于胸胁。四肢部的十二经别络加强了十二经中表里两经的联系,沟通了表里两经的经气,补充了十二经脉循行的不足。躯干部的任脉别络、督脉别络和脾之大络分别沟通了腹、背和全身经气,输布气血以濡养全身组织。

4.十二经筋

十二经筋是十二经脉之气输布于筋肉骨节的体系,是附属于十二经脉的筋肉系统。十二经筋的循行分布均起始于四肢末端,结聚于关节骨骼部,走向躯干头面。十二经筋行于体表,不入内脏。经筋具有约束骨骼、屈伸关节、维持人体正常运动功能的作用。经筋为病,多为转筋、筋痛、痹证等,针灸治疗多局部取穴而泻之,如《灵枢·经筋》载:"治在燔针劫刺,以知为数,以痛为输。"

5.十二皮部

十二皮部是十二经脉功能活动反映于体表的部位,也是络脉之气散布之所在。十二皮部的分布区域是以十二经脉在体表的分布范围,即十二经脉在皮肤上的分属部分为依据而划分的,故《素问·皮部论篇》指出:"欲知皮部,以经脉为纪者,诸经皆然。"十二皮部是体机的卫外屏障,起着保卫机体、抗御外邪和反映病证的作用。

6.奇经八脉

奇经八脉是任脉、督脉、冲脉、带脉、阴维脉、阳维脉、阴跷脉、阳跷脉的总称。它们与十二正经不同,既不直属脏腑,又无表里配合,故称"奇经"。奇经八脉的生理功能主要是对十二经脉的气血运行起溢蓄、调节作用。

奇经八脉中,任脉为诸条阴经交会之脉,故称"阴脉之海",具有调节全身阴经经气的作用;督脉称"阳脉之海",诸阳经均与其交会,具有调节全身阳经经气的作用;冲脉为"十二经之海",十二经脉均与其交会,具有涵蓄十二经气血的作用;带脉约束诸经;阴维脉、阳维脉分别调节六阴经和六阳经的经气,以维持阴阳协调和平衡;阴跷脉、阳跷脉共同调节肢体运动和眼睑的开合功能。

(二)经络的生理作用

1.联系作用

人体是由五脏六腑、四肢百骸、五官九窍、皮肤肌肉、脉、筋、骨等组成的,它们虽各有不同的生理功能,但又共同进行着有机的整体活动,使机体的内外、上下保持协调统一,构成一个有机的整体。这种有机配合及相互联系主要是依靠经络的沟通、联络作用实现的。由于十二经脉及其分支的纵横交错、入里出表、通上达下,相互络属于脏腑,奇经八脉联系沟通十二正经,十二经筋、十二皮部联络筋脉皮肉,从而使人体的各个脏腑组织器官有机地联系起来,构成一个表里、上下彼此之间紧密联系、协调共济的统一体,所以说"夫十二经脉者,内属于腑脏,外络于肢节"(《灵枢·海论》)。

2.感应作用

经络不仅有运行气血、营养物质的功能,而且有传导信息的作用,所以经络也是人体各组成部分之间的信息传导网。当肌表受到某种刺激时,刺激就沿着经脉传于体内的有关脏腑,使该脏腑的功能发生变化,从而达到疏通气血和调整脏腑功能的目的。脏腑功能活动的变化也可通过经络而反映于体表。经络循行四通八达至机体每一个局部,从而使每一个局部成为整体的缩影。针刺中的"得气"和"行气"现象,就是经络传导感应作用的表现。

3.濡养作用

人体各个组织器官均需气血濡养,才能维持正常的生理活动。而气血通过经络循环贯注而通达全身,发挥其营养脏腑组织器官、抗御外邪、保卫机体的作用,所以说"经脉者,所以行血气而营阴阳,濡筋骨,利关节者也"(《灵枢·本藏》)。

4.调节作用

经络能运行气血和协调阴阳,使人体机能活动保持相对平衡。当人体发生疾病时,会出现气血不和及阴阳偏胜偏衰的证候,此时可运用针灸等治法以激发经络的调节作用,以"泻其有余,补其不足,阴阳平复"(《灵枢·刺节真邪》)。实验证明,针刺有关经络的穴位对各脏腑有调节作用,即原来亢进的可使之抑制,原来抑制的可使之亢进。

第二节 艾灸的作用机理

灸法是有着上千年历史的中医外治法,其疗效已经被历朝历代无数医家的临床实践所证实。随着艾灸疗法临床应用范围的不断扩大,对其治病机理的探究也在不断深入。国际上对艾灸的机理尚无定论,国内研究人员在中医理论的指导下,以经络系统为基础,结合现代实验研究,认为灸法的作用机理与以下五个方面有关。

一、局部刺激作用

艾灸对人体局部的温热刺激能增强局部血液循环和淋巴循环,皮肤组织的代谢能力也会加强,炎症、粘连、渗出物、血肿等病理产物同时能得到很好的消散。局部温热刺激还可以引起大脑皮质抑制性物质的扩散,降低神经系统的兴奋性,从而达到镇静、止痛的作用,而且没有任何毒性不良反应。温热还能促进药物的吸收,将艾绒本身的药效、艾条中其他添加药材以及间隔物的药效充分发挥出来。另外,艾灸还具有近红外辐射作用。艾灸的近红外辐射为机体活动提供了必要的能量,而且艾灸所发出的近红外辐射所提供的能量可以被人体所调控。在灸疗过程中,近红外辐射具有很强的穿透力,能使能量通过经络传导至远端,直至病所,还能通过刺激穴位激起人体自身的免疫力,使人体自身正常的生理机能得到恢复。

二、经络调节作用

经络学说是灸疗的理论基础,对穴位的刺激作用最终会通过人体经络系统对五脏六腑、四肢百骸起到调节作用,使人的整体机能保持良好运转。

首先,经络腧穴对药物具有外敏性。所谓"外敏性",是指在灸疗时选择腧穴比选择一般体表点作为艾灸部位效果更好。如果施灸点偏离了穴位,就不能出现感传现象,治疗保健效果也会大打折扣。

其次,经络腧穴对药物的作用还具有放大性。经络不是一条简单的体表循行路线,而是一个多层次、多功能、多形态的调控系统,向内联系着五脏六腑,向外联系着皮肤体表。在穴位上施灸的时候,通过经络系统会影响其他层次的生理功能,形成多层次的循环感应,各层次之间相互激发、相互协同、作用叠加,导致了生理的放大效应。在临床上,对一些相同的疾病,若是服药往往需要好几帖中药才能见效,而选用相应的穴位施灸往往能一次奏效。

最后,经络腧穴还具有储存药性的作用。比如在治疗慢性支气管炎和哮喘的时候,往往采用"冬病夏治"的办法,即在夏日三伏天每天灸疗一次,每次数小时。若是从一般的角度来看,这种方法时间比较短,用药量也非常小,力度是远远不够的,但它却能取得很好的疗效,这是因为腧穴具有储药性,即药物的理化作用能长时间留存在腧穴或者缓慢释放到全身,从而发挥出整体调节和保健疗疾的作用。

三、免疫功能调节作用

人体免疫力就是人体对病原体或毒素所具备的抵抗力,也就是西医所认为的白细胞制造抗体增强免疫机能以吞噬外来病菌,从而产生防卫功能的作用。艾灸恰好有增强人体免疫力的功能,灸疗的许多治疗作用都是通过调节人体免疫功能来实现的,这种作用具有双向调节的特性:如果太低则可以使其升高,如果太高则又可以使其降低。在运用艾灸治疗已患疾病者的过程中,这种免疫功能调节作用会表现得很明显。例如,金黄色葡萄球菌是一种常见的致病菌,人和动物身体内都很容易携带该菌,它们会在健康人的鼻腔、喉咙和手等部位滋生,如果有伤口,伤口处也容易大量滋生。如果金黄色葡萄球菌数量增多,可能产生毒素危害人体健康,艾灸则可增加白细胞的数量及平均迁徙速度,增强白细胞进攻金黄色葡萄球菌的能力。灸疗还可通过增强外周循环,促进免疫细胞的再循环及向淋巴组织内移动,对局部免疫应答的诱导具有增强作用,增强巨噬细胞的吞噬功能。

人体的衰老过程也与免疫功能密切相关,有研究显示,中老年人经隔药饼灸疗后,衰老积分明显下降,各种临床症状均得到改善,机体免疫功能也得到增强。这是因为艾灸能纠正异常免疫状态,延缓垂体-胸腺轴的老化,从而起到抗衰老的作用。

四、药理作用

灸疗用药是比较丰富的,除了单用艾绒的清艾条之外,还有添加了各种药物的药艾条。艾条所用的药物中,艾是必不可少的,离开了艾,艾灸就不存在了。

灸疗中使用的药物大多数为辛香之品,含有的挥发油成分和辛辣素能够对表皮细胞产生刺激,增加细胞膜的通透性,便于吸收药物,从而使药物的药效能得到充分的发挥利用。同时,皮肤腺体在表皮的开口因辛辣、温热刺激而扩大,一些大分子和脂溶性药物可通过腺体开口进入体内,有利于这些药物发挥药效。

五、综合作用

灸疗作用于人体主要表现的是一种综合作用,是各种因素相互影响、相互补充、共同发挥的整体治疗效果。灸疗的治疗方式是综合的,任何类型的灸疗都包括选择合适的穴位、合适的药物以及用艾火的温热对局部进行刺激,这一系列做法是有机联系的整体,不是单一、孤立的简单步骤,缺少其中任何一项都会失去原有的治疗效果。

治疗的作用也是综合的,艾火的温热及药物的药理作用集中在穴位上,并通过刺激穴位激发经气,从而调动经络调节作用,增强免疫功能,这些都是相辅相成、整体为用的。艾灸的治疗作用与人体的反应性也是综合的。运用艾灸这一治疗手段作用于人体,必须通过人体反应性这一内因起作用。临床实践中发现,对患相同疾病的患者,相同的灸疗方法出现的感传不一样,疗效也不完全相同,这是因为人体的反应性有差异。艾灸的治疗作用与人体反应性综合,才能得出确切的治疗效果。

第三节 艾灸的具体功效

一、温经散寒,促进人体气血的运行

人体正常的生命活动依赖气血的作用,气行则血行,气滞则血瘀,血在经脉中流动完全靠"气"的推送,因此气行血才能畅。可是,很多原因都可能影响气血的运行,例如"寒则气收,热则气疾",说明寒热对气血运行有影响。气寒血涩,血液运行缓慢容易凝结而生病,对此就可采用艾灸的方法,温经散寒,保持血液运行正常。《灵枢·刺节真邪》中提到"脉中之血,凝而留止,弗之火调,弗能取之",这里的"火调"就是艾灸。因此,艾灸之法用于治疗血寒运行不畅、留滞凝涩引起的痹证、腹泻等疾病十分有效。

二、行气通络,增强人体的抗病能力

人体各部分都分布着经络,经络内联脏腑,外布体表肌肉,是联接内外、调节机体正常运行的关键。因为"六淫"的侵袭,人体局部容易气血凝滞,经络受阻,出现肿胀疼痛等症状或一系列功能障碍。艾灸相应的穴位就可起到疏通经络、调和气血、平衡脏腑的作用,最终起到增强人体抗病能力的作用。

三、扶阳固脱,挽救垂危

阳气是人体健康的根本,人的寿命也跟阳气是否健旺有关。阳病则阴盛,阴盛则为寒、为厥,甚至元气虚陷,脉微欲脱,这时就可用艾灸法救治。宋代的《针灸资生经》中云:"凡溺死,一宿尚可救,解死人衣,灸脐中即活。"《伤寒论》中也指出:"少阴病吐利,手足不逆冷……伤寒六七日,脉微,手足厥冷,烦躁,灸厥阴,灸不还者,死。伤寒脉促,手足厥逆者,可灸之。"可见,出现呕吐、手足厥冷、脉弱等阳气虚脱的危重病患,用大艾炷灸关元、神阙等穴可扶阳固脱,回阳救逆,挽救垂危。艾叶有纯阳的性质,再加上火本属阳,两阳相得,往往可起到最好的作用。中风脱症、急性腹痛吐泻、痢疾等急症都可用艾灸法治疗。

四、升阳举陷,恢复机体的正常功能

阳气虚弱不固可致上虚下实,气虚下陷,出现脱肛、阴挺、崩漏、久泄久痢、滑胎等症,《灵枢·经脉》中提到"陷下则灸之",因此气虚下陷、脏器下垂等症可用艾灸疗法。脾胃学说的创始人李东垣认为:"陷下者,皮毛不任风寒。""天地间无他,惟阴阳二者而已,阳在外在上,阴在内在下,今言下陷者,阳气陷入阴气之中,是阴反居其上而复其阳,脉证俱见在外者,则灸之。"因此,艾灸不仅可以益气温阳、升阳举陷、安胎固经,还可治疗卫阳不固、腠理疏松等症,如脱肛、阴挺、久泄等病。

五、拔毒泄热,调节机体功能

一直以来,人们都认为艾灸主要用于治疗寒证,不少医家都提出"热证禁灸",但也有一些医家赞同热证用艾灸,如《黄帝内经》里提到用艾灸治疗痈疽;《千金要方》里指出艾灸法有宣泄脏腑实热的作用,如"小肠热满,灸阴都,随年壮""治消渴,口干不可忍者,灸小肠俞百壮,横三间寸灸之"等;《医学入门》阐明热证用灸的机制是"热者灸之,引郁热之气外发,火就燥之义也"。因此,艾灸法只要使用得当则既能散寒又能清热,对机体有双向调节的作用。

六、防病保健,防病于未然

中医学一直非常重视预防疾病,提出了"防病于未然""治未病"等思想。艾灸除了能治疗疾病,还有预防疾病和保健养生的作用,是传统的防病保健方法之一。中医常说"若要身体安,三里常不干""三里灸不绝,一切灾病息",意思是说艾灸足三里穴可起到健身的作用。《千金要方》里提到"凡宦游吴蜀,体上常须三两处灸之,勿令疮暂瘥,则瘴疠温疟毒气不能着人",可见艾灸能预防传染病。《针灸大成》里则有灸足三里预防中风的记载。艾灸可温阳补虚,常灸足三里、中脘,可使胃气盛壮,胃为水谷之海,荣卫之所出,五脏六腑皆受其气,胃气常盛,则气血充盈,人体就健康;命门是人体真火的所在,为人之根本,常灸命门可保阳气充足;关元、气海为藏精蓄血的所在,艾灸这两穴可使精血充足,从而提升人体的免疫力,达到防病保健的作用。

第四节　艾灸的好处

艾属菊科多年生草本植物,我国各地均有生长。艾叶性味苦、辛、温,入脾、肝、肾经。艾叶气味芳香,易燃,作为灸料具有温经通络、祛湿逐寒、行气活血等功效。将艾叶加工成艾绒作为灸料,相较于其他灸料具有以下优点:

(1)纤维质较多,水分较少,含有大量可燃有机物,便于作为灸料。

(2)可以将其制成大小、形状不同的艾炷,易于燃烧。

(3)燃烧时较温和,能窜透皮肤,直达深部。

(4)产地广,价格低,疗效好。

艾灸的调理范围广,无毒性不良反应,是有效的中医治疗手段,能有效调理机体的生理功能,增强人体抵抗力,治疗和预防疾病。艾灸操作简单易学,施灸时将艾绒置于相应的穴位上燃烧即可,是灸法中最常用的一种,适用范围广,包括艾条灸、艾炷灸、艾熏灸等。日常施用艾灸可以补正益气、防治疾病,起到延年益寿、日常保健的作用。另外,艾灸火力温和,治疗时患者痛苦小,对于一切虚寒性疾患、风寒湿痹等症尤为适宜。艾灸法治疗的病症范围广泛,有着"一炷着肤疼痛即止,一次施灸沉疴立除"的神奇疗效。

第五节　现代医学对艾灸的认识

艾灸是中医的一种传统疗法,经过数千年的实践总结和世代经验的积累,已成为中医的重要组成部分,在我国医学史上有显著的地位。近年来,随着中医事业的发展和针刺疗法的兴起,灸法也越来越受到重视。

现代医学研究表明,灸法对人体呼吸、循环、消化、生殖、神经、内分泌等系统均有良好的调节作用,例如,灸疗可使人体红细胞、白细胞、血小板、血色素、血清免疫抗体等含量显著增加,可以提高人体特异性和非特异性免疫功能,提高机体的防御抗病能力;还可以改善心脏功能,促进血液循环,加速新陈代谢,调整胃肠功能,促进消化吸收,促进利尿,改善肾功能。此外,灸疗还具有解热、抗炎、止痛等作用。总之,灸法对人体各个系统的影响已被临床研究所证实,灸法在人类的医疗保健事业中将起到更加重要的作用。

　　艾灸是我国古代劳动人民长期与疾病作斗争的一大经验总结,是祖国传统医学的重要组成部分,它为中华民族的繁衍昌盛发挥过较大作用,对世界医学产生过一定的影响,现在日益受到人们的重视。笔者深信,随着今后国际交往的增加,艾灸在世界医坛将焕发出更加绚丽夺目的光彩,并将为增进世界各国人民的健康发挥更大作用。

第三章　艾灸的材料

第一节　艾　叶

一、概要

艾又称"艾蒿""艾草""灸草"，灸用部分为其叶部，即艾叶。艾在我国各地均有生长，分布于东北、华北、华东、华南、西南、西北等地，普遍野生，以湖北蕲州所产者为佳，其叶厚而绒多，称为"蕲艾"，为道地药材。此外，艾在朝鲜、蒙古、日本亦有分布。艾草的适应性较强，以潮湿肥沃的沙质土壤生长较好，在池塘边、村口、小桥边常会长满野生的艾草，一年一收。

艾叶需要选用道地药材。所谓"道地药材"，是指经过中医临床长期应用优选出来的，产在特定地域，与其他地区所产同种中药材相比，品质和疗效更好且质量稳定，具有较高知名度的中药材。

二、形态

艾为菊科多年生草本植物，自然生长于山野、田林、土埂之中。艾叶的完整叶片展平后呈卵状椭圆形，羽状深裂，裂片呈椭圆状披针形，边缘有不规则的粗锯齿。艾叶上表面呈灰绿色或深黄绿色，有稀疏的柔毛和腺点；下表面密生灰白色绒毛。艾茎高 60～120 cm，质地柔软，折断呈白色。艾秋季在茎梢上开淡褐色花，花冠呈圆筒状，其中排列着头状花序，小而数多，排成狭长的总状花丛。艾叶有芳香气味，在每年农历四五月间，当叶盛花未开时采收，采收时将艾叶摘下或连株割下,晒干或阴干后备用。

三、用途

艾叶性味苦、辛、温,入脾、肝、肾经。《名医别录》中记载:"艾味苦,微温,无毒,主灸百病。"艾叶气味芬芳,可升可降,易燃,用作灸料具有温经通络、行气活血、祛湿逐寒、消肿散结、回阳救逆、降湿杀虫等功用。艾叶燥、辛、散,能理气血、温经脉、逐寒湿、止冷痛,为妇科要药,主治月经不调,痛经,宫寒不孕,胎动不安,心腹冷痛,吐血,衄血,咯血,便血,崩漏,妊娠下血,泄泻久痢,带下,湿疹,疥癣,痈肿,痔疮;还可用来治脘腹冷痛,经寒不调,宫冷不孕等症,如艾附暖宫丸。碳炒艾叶能止血,可用来治虚寒性月经过多,崩漏带下,妊娠胎漏,如胶艾汤。本品捣绒,制成艾条、艾炷,外灸能散寒止痛,温煦气血;煎汤外洗可治湿疮疥癣,祛湿止痒。阴虚血热者使用艾叶的时候要慎重。

四、艾叶的化学成分与药理作用

艾叶中含无氮素之有机物(主要是纤维素)66.85%,含氮素之有机物(主要是蛋白质)11.31%,水分8.98%,溶酶成分4.42%(其中含挥发油0.02%),离子成分(钾、钠、钙、镁、铝)8.44%。艾叶的主要有效化学成分包括挥发油、黄酮类、鞣质类和多糖等,其中挥发油又名艾叶油,油中含桉叶素、β-石竹烯、松油烯醇等。桉叶素、β-石竹烯、松油烯醇对豚鼠的实验性咳嗽及喘息有一定治疗作用,对小鼠有祛痰作用。艾叶油在体外对白色葡萄球菌、甲型溶血性链球菌、奈瑟菌、肺炎链球菌及多数革兰氏阴性杆菌有抑制作用。此外,艾叶油对豚鼠尚有治疗过敏性休克的作用。

(一)挥发油

挥发油主要包括单萜类、倍半萜类及其衍生物。艾叶的最佳采收期在端午节后1~2周。艾叶在存放过程中,挥发油含量随存放时间的延长而减少,这可能是艾草在存放过程中挥发油被氧化,产生了大量氧化产物所致。大量药理研究表明,艾叶挥发油具有广谱的抗菌、抗氧化能力,具有平喘、镇咳和祛痰作用,还有抗疲劳作用,其生物活性高,具有很高的利用价值。

(二)黄酮类

艾叶中含有大量黄酮类化合物,黄酮具有丰富的生物活性,如抗肿瘤、抗心血管疾病、抗凝血、抗氧化、抗衰老等。艾蒿中的木樨草素、槲皮素、柚皮素、芹菜素等黄酮类化合物有抑制肝癌细胞增殖的作用。艾叶通过溶解抗纤维蛋白和降低毛细血管的通透性，起到止血和抗凝血作用。有研究发现，炮制方法对艾叶的止血作用影响显著，加热后挥发性成分含量很容易降低，所以炭炒后艾叶的止血作用明显加强。

（三）多糖类

艾草中所含的多糖类物质具有较强的抗肿瘤、增强机体免疫力和抗氧化作用，目前国内对艾草多糖的成分研究还较少。有研究表明，艾草多糖能抑制乳腺癌细胞和胃癌细胞的生长，能明显抑制肝癌细胞的增殖，既能抗肿瘤，又可提高免疫力。

（四）其他成分

艾草中还含有鞣酸、有机酸类、微量元素、生物碱、蛋白质、纤维素及叶绿素等成分。艾草的成分研究正成为学界关注的热点，不论是成分组成、含量还是具体的生物活性，都有待进一步研究。

艾灸疗法是传统针灸疗法的重要组成部分，在慢性病治疗及"治未病"方面具有独特的优势。目前普遍认为，艾灸是一种由经络调节、温热效应、燃烧产物的化学成分共同作用的综合效应，其中艾草燃烧产生的化学成分是艾灸重要的效应环节。现对艾草燃烧产物的化学成分、生物活性及安全性研究进展总结如下。

1.抗菌、抗氧化作用

研究发现，艾烟中含有抗自由基的活性物质，对大肠杆菌、枯草芽孢杆菌、金黄色葡萄球菌和白色念珠菌均有抑制作用。储存期长的艾条燃烧生成物的抗自由基活性更强，说明陈艾的抗氧化性、安全性均优于新艾。

2.降血脂作用

艾灸疗法能预防动脉粥样硬化，动物实验表明，艾烟能有效降低甘油三酯及低密度脂蛋白水平，抑制动脉粥样硬化斑块的生长，减少肝脏内胆固醇的蓄积，起到防治动脉粥样硬化的作用。

3.抗衰老作用

有学者通过动物实验研究发现，艾烟通过提高脑内单胺类神经递质的含量，可改善学习记忆功能。艾烟通过提高中枢神经系统的兴奋性，可改善脑中氧化导致的应激损伤,降低胶质纤维酸性蛋白的表达,从而延缓大脑衰老。

近年来,随着人们对环境和健康的关注度逐步提升,艾灸过程中产生的令人不适的烟雾也得到了进一步的重视。通过调查长期吸入艾烟的医护人员的健康状况,发现长期吸入艾草燃烧产物中含有的多环芳烃类、酚萘类物质可能使人疲劳感增强,对呼吸系统及五官也会产生一定的影响。

综上所述,艾叶的降血脂、抗衰老、抗肿瘤、调节免疫功能都还处于动物实验阶段,不可盲目在临床上尝试。而艾烟是存在一个安全剂量范围的,在这个范围内,艾灸可发挥十分显著的临床效果;但在安全剂量范围之外,长期高浓度吸入艾烟对机体还是会造成损伤的。

五、艾烟的处理

(一)对艾烟的药理学认识

一般情况下,艾灸的烟气对人体基本没有不良影响,但哮喘患者对此反应较大,应慎重施灸。艾叶挥发油的口服和喷雾给药均有较好的平喘、镇咳作用,其中平喘作用最为显著。临床上使用艾叶挥发油喷雾剂和艾叶挥发油湿化吸入法治疗哮喘均有较好的疗效。药理实验证明,艾烟有较为明显的杀菌作用,特别是针对细菌和真菌。艾烟可用于空气消毒,并且对疱疹病毒、流感病毒和腮腺炎病毒等也有抑制作用。

(二)避免大量吸入艾烟的办法

1.选择合适的艾条

艾绒宜选用陈艾,陈艾不伤阴,不伤血,施灸时基本不产生疼痛感。陈艾的艾色以土黄色为佳,发绿的为当年艾;陈艾气味芳香,当年艾则有一股青草味;陈艾燃烧的火不急不烈,柔和通透,使人感觉舒服。

2.房间通风

施灸时要注意保持房间内空气的流通,可使用抽油烟机去除艾烟味。艾灸时,宜始终穿着同一件衣服,施灸后立即换掉,衣服上残留的艾味可用白醋浸泡去除。

(三)艾灰的处理

灸疗结束后,需将燃着的艾绒熄灭。可用镊子将艾绒取下,用清水浇灭艾火,或直接将其放入灭火盒内,以防复燃事故发生。施灸过程中,可用镊子将艾灰轻轻拨入盛有水的容器内,以防患者烫伤。

六、贮藏

艾绒性善吸水,故易受潮、霉烂或虫蛀,影响燃烧,具体的贮藏方法如下:

(1)首先艾叶需要充分干燥,在端午时节采摘下来的艾叶一定要放在阳光下暴晒,使其完全干燥后密封储存。

(2)艾叶在保存中不能接触油和油烟,否则会发霉失去药用价值,尤其是在大量储存的时候,要避免接触油和油烟。

(3)防潮。艾叶是非常容易吸水的,在一些湿度比较大的季节,艾叶容易因受潮导致发霉。

(4)防虫蛀。艾叶是一种有机物药材,其在贮藏的时候容易发生虫蛀现象,要经常翻看。

(5)防燃。艾叶干燥以后属于易燃品,而且特别容易着火,如果大量堆积储存在仓库里时,一定要注意防火。

(6)防凉。艾叶不要放在比较阴冷的地方,一定要放在朝阳、能够受到光照的,或者比较温暖的地方,因为艾叶是一种热性药材,如果放在阴冷的地方吸收了阴冷之气,就会失去药用价值。

(7)存放三年之后的艾叶里面的艾叶油会完全挥发,这时候的艾叶性质非常温和,用来泡脚或者制作艾绒、艾条都是非常好的材料。

第二节　艾　绒

一、定义

艾绒是由艾叶经过反复晒杆、捶打、粉碎、筛除杂质、粉尘,而得到的软细如棉的物品。艾绒是制作艾条、艾炷的原材料,也是灸法所用的主要材料。

二、分类

依艾叶陈放的年份,可将艾绒分为新艾绒和陈艾绒。陈艾绒用年份来命名,如一年陈艾绒、二年陈艾绒、五年陈艾绒等。除了依陈放的年份来分类之外,艾绒还可依级别来分类,可分为普通级(8∶1以下,即8斤艾叶出1斤艾绒,后同)、高级(15∶1以下)、特级(25∶1以下)、极品(25∶1以上)四种,其中特级艾绒和极品艾绒因其颜色金黄,也被称为"金艾绒"。

三、制作与提取

采收时,将艾叶摘下或连枝割下,晒干或阴干后置于石臼或其他器械中,反复捣烂压碎,使之细碎如棉絮状,筛去灰尘、粗梗及杂质,留下的柔软如棉的艾纤维即艾绒,其色淡灰黄,以干燥易燃者为佳。《本草纲目》中提到:"拣取净叶,扬去尘屑,入石臼内,木杵捣熟,罗去渣滓,去白者再捣,至柔烂如绵为度。用时焙躁,则灸火得力。"艾绒质量的好坏,对施灸效果也有影响:优质艾绒无杂质且干燥,存放久的效力高,疗效好,反之则差;劣质艾绒燃烧时火力暴躁,易使患者感觉灼痛,难以忍受,且杂质多,燃烧时常有爆裂的流弊。《孟子·离娄篇》中提到:"犹七年之病,求三年之艾也。"说明古人对艾的选择已有相当丰富的经验。三年之艾就是陈艾,陈艾的优点是含挥发油少,燃烧缓慢,火力温和,燃着后烟少,艾灰不易脱落。而新艾则没有这些优点,新艾含挥发油多,燃烧快,火力强,燃着后烟大,艾灰易脱落,易烧伤皮肤等,故临床上常用陈艾而不用新艾。《本草纲目》中记载:"凡用艾叶须用陈久者,治令细软,谓之熟艾。若生艾灸火则易伤人肌脉。"由于艾叶产地广,价格低廉,因此几千年来一直为灸法临床所应用。

四、鉴别

鉴别艾绒时,可以从捏、看、闻、燃四个方面来进行。

(1)捏:好的艾绒没有杂质或硬的秸秆,并且用拇指或食指揉搓能成型。

(2)看:陈艾绒应该呈土黄色或金黄色,艾绒中如果有绿色,那么说明是新艾,即当年艾。

(3)闻:陈艾闻起来有淡淡的芳香,而新艾闻起来则有一种青草味。

(4)燃:好的艾绒燃烧后艾烟淡白,不浓烈,气味香醇,不刺鼻,并且点燃后艾烟向上。

第三节　艾　炷

一、定义

用艾绒制成的圆锥形小体称为艾炷，是为了应用于随身灸、关节灸器、单炷／双炷灸器、火龙罐这些灸器所产生的一个品种。

二、分类

按形状，艾炷可分为圆锥形、牛角形、纺锤形三种类型。现代临床上主要使用大、中、小三种艾炷，大艾炷高 1 cm，炷底直径 1 cm，可燃烧 3～5 min；中艾炷的大小为大艾炷的一半，如半截枣核大；小艾炷如麦粒大。不管是哪种艾炷，其高度同底面的直径应大致相等。

三、制作

艾炷就是用艾绒制成的下面钝、上面尖，呈圆锥形的艾团，以便于安放，并使火力逐渐由弱而强。制作艾炷的传统方法是用手捏，边捏边旋转，捏紧即成，应尽量做得紧实，这样在燃烧时火力会逐渐加强，通达深部，效果较好。

《名堂上经》中云："艾炷依小箸头作，其病脉粗细，状如细线，但令当脉灸之，雀粪大炷，亦能愈疾。"《名堂下经》又云："凡灸欲炷下广三分，若不三分，则火气不达，病未能愈，则是灸炷欲其大，惟头与四肢欲小耳。"这两段话的意思是说，艾炷的大小应该根据病情和施灸部位而定，艾炷小如小麦粒、雀粪者，多用于头部及四肢部位；艾炷如黄豆大小或半截枣核大小者，多用于胸腹部及背部；艾炷如半截橄榄或筷头大小者，多用于胸腹及腰背部。此外，用于直接灸时，必须用极细的艾绒搓得如麦粒大，做成上尖底平的圆锥状，直接放在穴位上燃烧；用于间接灸时，可用较粗的艾绒搓得如蚕豆或黄豆大，做成上尖下平的艾炷，放在姜片、蒜片或药饼上点燃；用于温针灸法时，则做成又圆又紧、大小形状如枣核样的艾炷，缠绕在针柄上燃烧。

除了手工制作艾炷外，还可用艾炷器制作艾炷。艾炷器中铸有圆锥形空洞，洞下留有一小孔，将艾绒放入艾炷器的空洞中，另准备一支下端适于压入孔洞的圆棒,将艾绒压紧,制成圆锥形小体。待各洞都塞满艾绒时,翻转艾炷器,用细铁丝或细棍顺洞下小孔顶出艾炷。现代艾炷的制作已采用机器大规模生产,得到的艾绒细致而紧密。为加工方便,炷形有的改为小圆柱,但用法和功效同前。

四、单位

每燃烧一枚艾炷即为"一壮"。施灸的壮数多少可根据疾病的性质、患者病情的轻重和体质的强弱而定。

五、艾炷灸

把艾绒做成圆锥形的艾炷,大的如半截枣核,小的如米粒,用它们直接或间接在穴位上灸,就是艾炷灸。艾炷灸可分为直接灸和间接灸。根据直接灸对皮肤的刺激程度,分为无瘢痕灸、发疱灸、化脓灸。间接灸包括黄土灸、隔蒜灸、隔姜灸、附子灸等。

（一）直接灸

直接灸又称"着肤灸""明灸",是将艾炷直接放在穴位皮肤上施灸的一种方法。施灸时,若用大艾炷,可在皮肤上涂少许酒精;若用小艾炷,可在皮肤上涂少许蒜汁,以增加黏附作用,防止艾炷倾倒或安置不稳,从而灸满需灸的壮数。

1.无瘢痕灸

无瘢痕灸因施灸后不致起疱,故不遗留瘢痕,临床上多用中、小艾炷。具体操作时,若用中等艾炷,点火后患者稍觉疼痛,立即用镊子将艾炷取下,更换新炷;若用小艾炷,当艾炷燃烧一半左右时,即去掉换另一炷。一般可连续灸3～7壮,以局部皮肤出现红晕为止。此法适用于虚寒证的轻症,因不留瘢痕,易为患者所接受,但对昏厥、小儿及感觉麻痹的患者应小心再小心,防止发疱或灼伤皮肤。

2.发疱灸

发疱灸用小艾炷,当患者感到发烫后再继续灸3～5 s,此时施灸部位皮肤可出现黄斑,且有汗出,隔1～2 h后就会发疱。若灸而不发,可用热物熨之,或重复施灸。发疱后切勿挑破,应任其自然吸收。一般短期内留有色素沉着,不遗留瘢痕。此法适用于慢性虚寒证疾病。

3.化脓灸

化脓灸又称"瘢痕灸",是将艾炷直接置于穴位上施灸,以灸至皮肤烧破,并致局部化脓、结痂,脱落后有永久性瘢痕。施灸时用小艾炷,一般每穴位每次灸3~6壮,小儿及体弱者灸1~3壮。

(二)间接灸

间接灸又称"隔物灸",是在艾炷与皮肤之间隔垫上某种物品而施灸的方法。古代间接灸法种类繁多,且广泛应用于内科、外科、妇科等。衬隔物品多属中药,既有植物,也有动物、矿物,因证、因病而定,有单方也有复方。施灸时,既能发挥艾灸的作用,又能发挥药物的作用,因而具有特殊的疗效,故适应证候较广。因间接灸火力温和,患者易于接受,故临床上较为常用。

1.隔姜灸

隔姜灸的方法是取生姜一片,约0.3 cm厚,用针穿刺数孔,放于所灸部位施灸。当患者感觉灼烫时,可将姜片提起,稍停后放下再灸,直待皮肤出现潮红为止。

2.隔蒜灸

隔蒜灸的方法是独头大蒜切成0.3 cm厚的薄片,用针穿刺数孔,放于施灸部位,上置艾炷点燃施灸,每2~3壮换蒜片。因大蒜液对皮肤有刺激作用,灸后易起泡或造成创伤,故慎用。

3.隔盐灸

隔盐灸用于脐窝处(神阙穴)施灸,故又称"神阙灸"。操作时,用纯净干燥的食盐或干燥的食盐块研末填平脐窝,再放上姜片及艾炷施灸;亦可不用姜片,但将艾炷直接放在食盐上时,食盐容易爆起,以致烫伤,故用时当注意。

4.附子灸

附子灸的方法是将附子切细研末,以黄酒调和作饼,0.3~0.6 cm厚,上置艾炷施灸。或将附子切片,厚度约0.3 cm,上置艾炷施灸。也可用附子、肉桂、丁香共同研末,调制成复方药饼,上置艾炷灸之。

5.胡椒灸

胡椒灸的方法是以白胡椒研末,调面粉制饼,约0.3 cm厚,中央捏成凹陷,内置药末(丁香、肉桂、麝香等),上置艾炷施灸。

6.隔葱灸

隔葱灸的方法是把葱切成0.3~0.5 cm厚的葱片,或把葱白捣烂如泥状,敷于穴位中央及四周,或敷于患处,上置艾炷施灸,以内部感到温热舒适、无灼痛为度。

7.隔韭菜灸

隔韭菜灸的方法是取韭菜,连根适量洗净,捣烂如泥状,制成如同五分硬币大小的圆饼,上置艾炷施灸。

8.隔豆豉灸

隔豆豉灸的方法是取豆豉适量,捣烂制成药饼,上置艾炷施灸。

9.隔巴豆灸

隔巴豆灸的具体方法有二:一种是取适量黄连末,用巴豆(七粒)去壳不去油,两药混在一起放入钵内研细成膏药,将调成的膏药放入神阙穴,用艾炷灸之;另一种是用巴豆十粒,研烂,放入面粉 3 g,捣成药膏状,捏作药饼,按实于神阙穴,置艾炷施灸。灸毕,用湿毛巾擦拭皮肤,防止药物刺激局部皮肤发疱生疮。

10.隔黄土灸

《针灸资生经·发背》中记载:"凡发背,率多于背两胛间,初如粟米大,或痛或痒……急取净土和水为泥,捻作饼子,厚二分,宽一分半,贴疮上,以大艾炷安饼上灸之,一炷一易饼子。"

以上为间接灸的几种常见灸法,除此之外尚有隔皂角灸、隔陈皮灸、隔甘遂灸等多种方法。总之,根据不同的病症,应采用不同的间隔物。

第四节 艾 条

一、定义

艾条是用棉纸包裹艾绒制成的圆柱形长卷。

二、分类与制作方法

(一)普通艾条

普通艾条是取纯净细软的艾绒 24 g,平铺在 26 cm 长、20 cm 宽的薄绵纸上,像卷烟卷一样将其卷成直径约 1.5 cm 的圆柱形,要求卷得越紧越好。卷完后,外裹以质地柔软疏松而又坚韧的桑皮纸,用胶水或糨糊封口,两头余纸拧成结即可。纸皮上可印分寸,作为施灸时的标准。

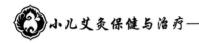

(二)加药艾条

在每条艾条中掺入药物细末的,称为加药艾条,简称"药条"。加入艾条的药物一般有肉桂、干姜、丁香、木香、独活、细辛、白芷、雄黄、苍术、乳香、没药、川椒等。以上药物一般需等份研制成细末,每支药条加入药末 6 g。药条的种类很多,有加入麝香、沉香、松香、硫黄、穿山甲、皂角刺、细辛、桂枝、川芎、羌活、杜仲、枳壳、白芷、茵陈、巴豆、川乌、斑蝥、全蝎、桃树皮等药物的。因药条疗效好,故临床上应用较为广泛。

现代有人利用其他材料制成"无烟艾条"或"微烟艾条",施灸时不出现烟雾,有一定优点,值得进一步推广。这种艾条的处方是:艾绒 500 g,甘松 30 g,白芷、细辛、羌活各 6 g,金粉(或铝粉)40 g。经临床观察,效果良好。

三、艾条灸

艾条灸是灸法之一,又称"艾卷灸",是将艾条点燃后置于腧穴或病变部位上进行熏灼的方法。悬起灸是将点燃的艾条悬于施灸部位之上的一种灸法,一般艾火距皮肤约 3 cm,灸 5～10 min,可使皮肤有温热感而不至于烧伤皮肤。悬起灸的操作方法又可分为温和灸、回旋灸、雀啄灸。

(一)温和灸

将艾条的一端点燃,对准施灸部位,距离皮肤 0.5～1 寸处进行熏烤,使患者局部有温热感而无灼痛感,一般每处灸 5～10 min,至皮肤稍起红晕为度。对于昏迷或局部知觉减退的患者或小儿等,医者可将手指置于施灸部位两侧,这样可以通过医生手指的感觉来测知局部受热程度,以随时调节施灸距离,掌握施灸时间,防止灼伤。

(二)回旋灸

施灸者手持燃着的艾条,在施灸部位上方约 3 cm 高度,根据病变部位的形状,做速度适宜的上下、左右往复移动或反复旋转熏灸,使局部 3 cm 范围内的皮肤温热而不灼痛。

(三)雀啄灸

施灸者手持燃着的艾条,在施灸部位的皮肤上方 3 cm 处,如鸟雀啄食一样一上一下地活动熏灸,而不是固定于一定的高度,一般每处熏灸 3～5 min。本法多用于昏厥急救及治疗小儿疾病,作用上偏于泻法。注意,向下活动时不可使艾条燃及皮肤,及时掸除烧完的灰烬,此外还应注意艾条移动速度不要过快或过慢,过快则达不到治疗目的,过慢易造成局部灼伤或刺激不均,影响疗效。时间以 5 min 左右为宜。

（四）艾条灸的补泻

根据艾炷灸的补泻手法推知,艾条灸的补法为:点燃艾条后,不吹旺火,等待它缓慢地燃烧,像温和灸法那样施灸,使火力缓慢透入深层,灸治完毕后用手按住施灸穴位,再缓慢移开艾条,使真气聚而不散。艾条灸的泻法为:点燃艾条后,用嘴不断吹旺艾火,像温和灸法那样施灸(或像雀啄灸法那样施灸),特点是火力较猛,艾条燃烧速度快,施灸完毕后不按其穴,移开艾条即可。

近代针灸家朱链从施灸时间长短的角度提出了一种灸治手法,主要分为抑制法和兴奋法。抑制法又称"强刺激法",是用艾条温和灸和回旋灸,每穴每次灸10 min 以上,有特殊需要时可灸十几分钟,主要作用是镇静、缓解、制止,促进正常的抑制作用。兴奋法又称"弱刺激法",主要用雀啄灸,每次每穴灸 0.5～2 min,30～50 下;或用温和灸、回旋灸,时间 3～5 min,主要作用是促进生理机能,解除过度抑郁,引起正常的兴奋。具体选择何种方式施灸,需根据辨证选取部位、经络、穴位、时间,补虚泻实;根据病种、病症、辨证,选用灸治方法以补泻。

四、触按灸

触按灸是用加药艾条施灸,方法是将药物艾条点燃后,垫上纸或布,趁热按到穴位上,使热气透达深处。因临床需要不同,艾绒里掺进的药品处方亦异,可分为雷火针、太乙神针、百发针灸、消癖神火针、阴证散毒针等。下面主要介绍雷火针和太乙神针。

（一）雷火针

雷火针又称"雷火神针",首见于《本草纲目》卷六,附载于"神针火"条之末。本法与"太乙神针"基本相同,是"太乙神针"的前身,所用的药物略有不同。

用药处方:艾绒 30 g,麝香 1.5 g,乳香、没药、硫黄、雄黄、川乌、草乌各 3 g。上药除艾绒外,各研为细末,和匀,以桑皮纸一张(边长约 30 cm 的正方形),摊平,先取艾绒 24 g,均匀铺在纸上,次取药末 6 g,均匀掺在艾绒里,然后卷紧如爆竹状,外用鸡蛋清涂抹,再糊上一层桑皮纸,两头留空纸 3 cm 许,捻紧即可。

阴干、储存,勿使泄气。须制备两支,以便交替使用。

操作方法:选定施灸穴位,将上述艾条点燃一端,一种方法是在所施灸的穴位上覆盖10层绵纸或5～7层棉布,再将艾火隔着纸或布紧按在穴位上,稍留1～2 s即可,使药气温热透入深部,如患者感到太烫可略提起,等热减再灸。若艾火熄灭可重新点燃,如此反复施灸,每穴按灸10次左右。如有两支,则将另一支先点燃,接替施灸,可使热力深透,效果更好。另一种方法是将点燃的一端以7层棉布包裹,紧按在穴位上,如患者感觉太烫,可将艾条略提起,待热减再灸。如此反复,如火熄、冷却,则重新点燃灸之,每次可按灸5～7次。临床上适用于治疗风寒湿痹、痿症、腹痛及泄泻。

1.百发针灸

百发针灸在《串雅外编》卷二曾有记载,其药物处方:乳香、没药、生川附子、血竭、川乌、草乌、檀香末、降香末、大贝母、麝香各9 g,母丁香49粒,净艾绒30 g或60 g。其艾条制法及治疗的操作方法同前述,临床上适用于治疗偏正头风、漏肩风、鹤膝风、半身不遂、痞块、腰痛、小肠疝气等。

2.消癖神火针

消癖神火针在《串雅外编》中曾有记载。药物处方:蜈蚣1条,五灵脂、雄黄、乳香、没药、阿魏、三棱、木鳖、莪术、甘草、皮硝各3 g,闹洋花、硫黄、穿山甲、牙皂各6 g,麝香9 g,甘遂1.5 g,艾绒60 g。其艾条制法及治疗的操作方法同前述,临床上适用于治疗偏食消瘦、积聚痞块等。

3.阴证散毒针

阴证散毒针在《串雅外编》卷二曾有记载,药物处方:乳香、没药、羌活、独活、川乌、草乌、白芷、细辛、牙皂、硫黄、山甲、大贝、灵脂、肉桂、雄黄各3 g,蟾酥、麝香各1 g,艾绒30 g。其艾条制法及治疗的操作方法同前述,临床上适用于治疗痈症。

(二)太乙神针

太乙神针也称"太乙针",是在雷火针的基础上进一步改变药物处方发展而来的,清代韩贻丰所著的《太乙神针心法》是最早问世的太乙神针专著。本来是灸法,为何称"针"?是因为其操作方法很像针法(隔几层纸或布)实按在穴位上的缘故。常见太乙神针的药物处方为:艾绒90 g(三两),硫黄6 g(二钱),麝香、没药、乳香、松香、桂枝、杜仲、枳壳、皂角、细辛、川芎、独活、穿山甲、雄黄、白芷、全蝎各3 g(一钱)。其艾条的制法、操作方法及适应证与"雷火针"相同。

（三）艾火针衬垫灸

艾火针衬垫灸简称"衬垫灸"，方法是取干姜 15 g，煎汁 300 mL，与面粉调制成稀糯糊，涂敷在 5～6 层干净的白棉布上，制成硬衬，晒干后剪成长度 10 cm 左右的方块备用。施灸时，将衬垫放在穴位上，再将药物艾条点燃的一端按在衬垫上约 5 s，待局部感到灼热即提起艾条，称为"一壮"，如此反复 5 次，后更换穴位，以施灸处皮肤出现红晕为度。此法是近人仿"雷火针"和"太乙神针"及隔姜灸改进而成的，临床上适用于治疗关节痛、骨科痛症、遗尿、阳痿、哮喘、慢性肠胃炎等。

五、隔物灸

隔物灸是将艾条点燃后在所灸部位上面悬起，于施灸穴位上覆盖某种物品而施灸的一种灸法。随覆盖物的不同，其临床适应证也不一样，常用的隔物灸方法有胡桃核灸和温针灸。

（一）胡桃核灸

胡桃核灸的方法是取一个胡桃，从中间劈开，去仁，取壳（壳有裂缝者勿用）备用。施灸时，在壳上钻 3～5 个小孔，内贮鸡粪，扣于患病部位上，用点燃的艾条的一端于胡桃壳的小孔上熏灸。

（二）温针灸

温针灸又名"针上加灸"，是毫针针刺与艾灸结合应用的一种方法。该法适用于治疗既需要留针，又需要施灸的疾病。《针灸聚英·卷三·温针》载："王节斋曰，近有为温针者，乃楚人之法。其法针于穴，以香白芷作圆饼，套针上，以艾蒸温山野贫贱之人，经络受风寒致病者，或有效。"

温针灸的操作方法为：将毫针刺于穴位，保留一定深度，得气后，行适当补泻手法，留针，取一段 2 cm 长的艾条，套在针柄上端，艾条距皮肤 3 cm 高，点燃艾条下端灸之，热力通过针体传入穴位，加强治疗作用。待艾条燃尽，除去残灰，稍停片刻将针取出。为避免皮肤灼痛和艾灰脱落灼伤皮肤，可在穴位上放一张纸。此法是一种简单易行的针灸并用方法，临床常用，适用于治疗针灸常见病，如风寒湿痹等。

除此之外，用艾条施灸时还需注意以下几点：艾绒易燃，在施完艾条灸后务必将艾条熄灭，避免引起火灾，治疗完毕后，可取一瓶口与艾条直径相仿的玻璃瓶,将艾条燃着的一端插入瓶口隔绝空气,即可熄灭;艾条积灰过多时,需离开人体,吹去灰后再灸,使用艾条灸时,可准备一个烟灰缸,以便及时掸落燃尽的灰烬,避免烫伤;施灸时,应注意火与皮肤的距离,切勿烧伤皮肤,如出现烫伤,起小水疱时不必做任何处理,待水疱自行吸收,起大水疱时则用消毒注射针头刺破,放出液体,再涂上龙胆紫,外用消毒纱布固定即可。

六、艾叶、艾绒、艾炷、艾条四者的联系和区别

我们平常说的"艾"是指艾叶或者艾草,就是端午节挂在门上的那种,艾叶背面有一层细细的白色绒毛,通过技术手段把这些白色的细绒毛单独提取出来揉成的小团就叫艾绒。根据提取纯度的不同,艾绒又分为 1:1～200:1 不等的比例。用普通棉纸或者高档的手工桑皮纸把艾绒通过各种方法卷制成圆柱形的长条就叫艾条。将艾绒置于平板上,以拇指、食指、中指捏成上尖下平如圆锥形的小体,称为艾炷。

七、艾灸辅助工具的选择

一般来说,特大温灸棒是全身都能用的,可以做到哪里不舒服就在哪里熏一熏;单孔温灸盒适合在四肢关节部位使用,如足三里穴;双孔、三孔、四孔、六孔温灸盒适合在身体较平坦的地方使用,如腹部穴位、背部穴位;单炷和双炷温灸盒也适合在身体较平坦的地方使用,如腹部穴位、背部穴位;火龙罐比较适合在四肢关节部位使用,可以捆绑固定;随身灸比较适合在腹部、背部、四肢关节部位可以捆绑的位置使用;脐部温灸器比较适合在神厥穴使用。

根据艾灸器具的不同,需要选择不同的艾条,一般的选择标准如下:

(1)随身灸:使用长度 2.5～3 cm 的艾炷。

(2)火龙罐:使用艾绒或长度 2.5～3 cm 的艾炷。

(3)单孔或多孔温灸盒:使用直径 1.5～1.8 cm 的艾条。

(4)单炷或多炷温灸盒:使用艾绒或长度 2.5～3 cm 的艾炷。

(5)脐部温灸盒:使用直径 1.5～1.8 cm 的艾条。

(6)身体用特大温灸棒:使用直径 1.5～1.8 cm 的艾条。

(7)身体用美容温灸棒:使用直径约 0.7 cm 的艾条。

第五节　艾叶的其他应用

一、艾叶温汤洗浴

艾叶浴有理气血、逐寒湿、止血、安眠、温经的功效。取新鲜艾叶 30～50 g，在深盆中用热水冲泡 5～10 min，取出艾叶，加水调至水温适宜即可沐浴。艾叶对毛囊炎、湿疹有一定的疗效，过去在许多缺医少药的农村，天热的时候，用艾叶所煮的水洗一次热水澡，痱子会生得少。有些地方有孩子生下来后第三天洗澡的民俗，叫"洗三"。按规矩，"洗三"所用的水必须是艾叶水，据说用此水洗浴后的孩子很少感染瘟疫杂病，不生疮长疖。还有人用艾叶制成香汤进行沐浴，所谓"香汤"就是用艾叶、菖蒲、十大功劳叶（黄檗树叶）等加水煮成汤液，用这些汤液洗澡，就可辟邪祛病，因为这些草药均有杀菌、通络、润肤的作用。

二、艾草泡脚

每天在睡前用艾草水泡脚有很好的保健作用，要保持水温在 40～50 ℃，凉了不断加温，时间以 20～30 min（待全身温热发汗为止）为宜，另外可以根据实际情况添加其他药物，具体方法如下：

（1）艾草加姜：可治风寒感冒、关节病、类风湿、咳嗽、支气管炎、肺气肿、哮喘病等。

（2）艾草加红花：可改善静脉曲张、末端神经炎、血液循环障碍、手脚麻木或瘀血等。

（3）艾草加盐：适用于上焦有火，经常眼红、牙痛、咽喉肿痛、气滞心烦、上火下寒或腿肿胀者。

（4）艾草加花椒：适用于治疗脚汗、脚臭、脚气、湿疹。

（5）艾草 30 g，金珠 30 g，老公须 30 g，忽根 60 g，散汤 20 min，熏洗或浸泡，能帮助消除放外伤痛。

（6）艾草 30 g，花椒 30 g，地肤子、白鲜皮各 15 g，加水熏洗，能治疗皮肤瘙痒。

三、制作艾枕、艾袋、艾垫

民间常采用简易方法,将家中的陈艾切成细艾,自制成艾枕、艾袋、艾垫。

(一)艾枕

取艾叶约 1 kg,用布制成枕,对风寒引起的头痛、头晕有明显的疗效。长期使用艾枕对于感冒、颈椎病、面部神经麻痹也有一定的治疗作用。

(二)艾袋

取艾绒 300 g,用布缝成 15 cm×25 cm 的小袋,可用于治疗老年人的脐腹冷痛或妇女月经不调,将艾袋兜其脐腹有很好的效果;对于虚寒引起的腰痛、肩病、关节痛,将艾袋扎在患处也有一定效果。

(三)艾垫

将细艾绒放入布内,制成如鞋大小的艾垫(厚度 3mm 左右),将艾垫垫在鞋内,能防治寒湿脚气、足癣、冻疮等病。

四、其他用处

食用艾叶煮的鸡蛋、艾叶红糖茶可调理女性痛经,单用艾叶捣汁外敷可以用来治疗蚊虫叮咬所致的皮肤痒疹;艾草还可用于制作艾草青团子、艾草糍粑、艾草蒸蛋、艾草饺子等食品。

第六节　其他灸料

临床上根据病情需要,可在艾绒内加进其他灸料,或单独使用其他灸料施灸。临床上使用的其他灸料有以下几类。

一、火热疗法

(一)容易点燃生热的灸料

1.灯芯草

灯芯草又名"灯心草",为多年生草本植物,秋季采收。灯芯草蘸油点燃,在患者身上灼烫,谓之"灯芯灸"。

2.硫黄

硫黄为天然硫黄矿或含硫黄矿物的提炼物。将硫黄置于疮面上点燃施灸,谓之"硫黄灸"。

3.竹茹

竹茹为禾本科植物淡竹的茎秆除去外皮后刮下的中间层,用竹茹作炷施灸,谓之"竹茹灸"。

4.黄蜡

黄蜡为蜜蜂科昆虫中华蜜蜂等分泌的蜡质经精制而成。将黄蜡烤热施灸,谓之"黄蜡灸"。

5.桑枝

桑枝为桑科植物桑的嫩枝,春末夏初采收。用燃着的桑枝施灸,谓之"桑枝灸"。

6.桃枝

桃枝为蔷薇科植物桃或山桃的嫩枝,用燃烧着的桃枝施灸,谓之"桃枝灸"。

7.麻叶

麻叶为桑科植物大麻的叶。用大麻叶和花作炷施灸,谓之"麻叶灸"。

(二)具有芳香气味或刺激性的灸料

1.毛茛

毛茛为毛茛科植物毛茛的全草及根,夏秋采收,一般鲜用。将毛茛叶捣烂,敷于穴位发疱的天灸,谓之"毛茛灸"。

2.旱莲草

旱莲草为菊科植物旱莲的地上部分。将鲜旱莲草捣烂,敷贴于穴位或患部,使局部发疱的天灸,谓之"旱莲草灸"。

除上述灸料外,其他灸料尚有麝香、木香、豆豉、葱白、白芥子、吴茱萸、斑蝥、大蒜、胡椒等。

二、药锭、药捻

将多种药物研末,和硫黄融化在一起制成药锭,置药锭于穴位上施灸,谓之"药锭灸"。临床上常用的药锭有以下几种:

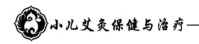

（一）香硫饼

根据《种福堂公选良方》中的记载,香硫饼的配方为:麝香、硼砂各 6 g,辰砂、细辛各 12 g,以上具为末;皂角刺、川乌尖各 6 g,这两味药用黄酒 250 g 煮干,为末;再加硫黄 200 g 即成。

（二）阳燧锭

根据《医宗金鉴》中的记载,将蟾酥、朱砂、川乌、草乌各 1.5 g,白僵蚕一条,以上共和匀。硫黄 45 g 置于勺内,微火炖化,入以上药末,搅匀,再入麝香 0.6 g,冰片 0.3 g,搅匀即成阳燧锭。

（三）救苦丹

根据《本草纲目拾遗》中的记载,救苦丹有两种配方:一方由麝香 3 g,劈砂（水飞）6 g,上硫黄 9 g 组成;另一方由麝香 1.5 g,朱砂（水飞）4.5 g,硫黄 15 g,樟脑 4.5 g 组成。将以上各种药物研成粉末,用絮棉纸裹之即成药捻;用药捻施灸,谓之"药捻灸"。

（四）蓬莱火

《本草纲目拾遗》中记载:"西黄、雄黄、乳香、没药、丁香、麝香、火硝各等份,去西黄加硼砂、草乌皆可。用紫绵纸裹药末,捻作条,如官香粗,以紧实为要。治病,剪二分长一段,以粽黏肉上,点着。"临床施灸时,取药捻 0.5～1 cm 长的一段,用糨糊黏在患处或穴位上,点燃灸之。

三、非火热疗法

（一）天灸

天灸又名自灸,始见于《针灸资生经》,是指用对皮肤有刺激作用的药物涂敷于穴位或局部而施灸的一种灸法。灸后局部皮肤呈现潮红、充血,甚至起疱有如灸疮,因发疱有如火燎,故名灸。天灸也称"发疱疗法"。

（二）冷淋

冷淋是用白矾细末填满脐窝,以新汲水滴之的一种方法,其临床操作为:将适量白矾研为细末,置于神阙穴上,以填满脐窝为度,然后用新汲井水或自来水从上面滴淋脐部。如患者脐平腹或凸出,可用薄纸将脐周围起,再填入白矾。

通过冷水滴淋脐窝白矾,患者感觉冷气直透腹内,大小便即通畅。

（三）化学灸

化学灸是当代医家在中医传统灸法的基础上,根据中药性能,结合现代化学而产生、发展起来的一种灸法,其特点是操作简便,灸疗范围扩大,疗效显著。化学灸的临床操作为:根据不同疾病选择处方,按处方将中药配制成片剂、膏剂备用。施灸时,将药片或灸膏敷贴在穴位上,然后滴入特制药水,即刻发生化学反应,于是产生适宜于人体的温热。通过这种温热刺激,透入穴位、经络,起到灸疗的作用,从而达到治愈疾病的目的。

第四章 艾灸的操作规范与流程

第一节 艾灸操作的基础知识

一、艾炷灸

临床施灸时,首先要选择正确的体位,要求患者的体位平正舒适,并嘱患者不可变动体位或者姿势,这不仅有利于准确定穴,而且有利于艾炷的安放和施灸的顺利完成。《备急千金要方》指出:"凡点灸法,皆须平直,四肢无使倾倒,灸时空穴不正,无益于事,徒破皮肉耳。若坐则坐灸之,立则立灸之,此亦不得其穴矣。"

(一)着肤灸

着肤灸又称"直接灸法",是将艾炷直接放在穴位皮肤上施灸的方法。因其灸后皮肤不溃烂化脓,不遗留瘢痕,故也称"无瘢痕灸"。其操作过程如下:

(1)选择体位和穴位。根据患者所需施灸的部位选择舒适平正的体位,体位放妥后,在上面正确点穴(可用圆棒蘸龙胆紫或用墨笔在穴位上作标志点)。

(2)安放艾炷。安放艾炷时,先在穴位上涂些大蒜汁或凡士林,以增加黏附作用和刺激作用。然后在其未干时将艾炷放在穴位上。

(3)燃艾施灸。用线香点燃艾炷。虽然艾炷在皮肤上直接灸治,但不可灼伤皮肤。待艾炷烧至一半,患者感觉皮肤发烫时即用镊子将艾炷夹去,另换艾炷再灸,直至灸满一定壮数为止。灸后局部皮肤可出现红晕。

（二）隔物灸

施灸时,在艾炷与皮肤间隔垫某些物品施灸,当患者感觉灼热时换炷再灸,直至皮肤红润为度,这种方法称"隔物灸",又称"间接灸法"。所隔物品因病而设,或切成片,或制成药饼,或研成药末。

二、艾条灸

（一）温和灸

将艾条的一端点燃,对准施灸部位,距皮肤 0.5～1 寸进行熏烤,使患者局部有温热感而无灼痛感,一般每处灸 5～10 min,至皮肤稍起红晕为度。对于昏迷或局部知觉减退的患者或小儿等,施灸者可将手指置于施灸部位两侧,这样可以通过手指的感觉来测知患者局部受热的程度,以随时调节施灸距离,掌握施灸时间,防止灼伤。

（二）回旋灸

将燃着的艾条与施灸部位的皮肤保持 1 寸距离,均匀地沿左右方向移动或往复回旋熏灸。

（三）雀啄灸

将艾条的一端点燃,对准施灸部位一上一下地摆动,如麻雀啄食一样,一般每处灸 5 min,有温阳起陷的作用。

（四）多艾条齐灸法和单艾条施灸法

1.多艾条齐灸法

取艾条 2～3 支,同时点燃一端。如为 3 支,则右手拇指、食指及中指、无名指各挟持 1 支,左手拇指、食指挟持 1 支,同时在所选的穴位处及上下施灸。艾灸距皮肤 1～2 cm 施灸。

2.单艾条施灸法

将单支艾条的一端点燃,对准选定的穴位施灸,再在穴位循经路线上,每个穴位上下各 1 cm 处再进行施灸。每次灸 10～15 min,以施灸部位出现红晕为度。

多艾条齐灸法和单艾条施灸法主要用于风寒湿痹证、痿证的防治。

三、雷火针和太乙针灸

在施灸部位铺上棉布5～7层,将雷火针或太乙针的一端点燃,对正穴位,紧按在棉布上,使药气温热透入深部。如患者觉太烫,可将"针"略提起,待热减再灸。若火灭了,就重新点燃再进行施灸。如有条件,可同时置备两枝,当一枝在熨灸时,另一枝可准备点燃,待一枝冷却,即能迅速换上另一枝,这样可使药力随热力不断渗入肌肤,能够加强治疗效果。此外,现代有人采用特制的黄铜或紫铜管作为套管,内装太乙针或雷火针,直接安放在选定的穴位上施灸。

四、温灸器灸

(一)温筒灸

将温筒内装艾绒或药物,点燃后,置于施灸的穴位上来回温熨,以局部发热、出现红晕、患者感到舒适为度。

(二)温盒灸

把温灸盒置于所选的部位中央,点燃艾卷后,对准穴位放在铁砂上,盖好封盖(封盖用于调节温度)。每次每穴灸15～30 min,一次可艾灸数穴。

(三)温管灸

将半粒花生米大小的一撮细艾绒放在灸器的半个鸭嘴处,用线香点燃后,用胶布封闭温灸管的内端,插入耳道内。施灸时,耳道内有温热感。

五、"中国灸"

"中国灸"在临床使用时,揭开离型纸之后,即刻将灸膏对准相应穴位或痛点,并将两翼紧贴皮肤。若治疗过程中患者感觉温度过高,可将温控纸贴于外侧面中心,从而起到降温的效果。若治疗期间出现起疱现象(类似瘢痕灸),则可用消毒针挑破并放出积水,然后涂抹抗菌类药膏,待愈后继续贴灸。每日一贴,药效24 h,可连续贴3～5天。

六、温针灸

先取长度在1.5寸以上的毫针(0.3 mm×40 mm),刺入穴位得气。在留针过程中,于针柄上或裹以纯艾绒的艾团,或取长约 2 cm 的艾条套在针柄上,无论艾团还是艾条,均应距离皮肤 2~3 cm,再从其下端点燃施灸。每次灸 20~30 min,以施灸部位出现红晕为度。此法主要用于治疗寒盛湿重、经络壅滞之证,可缓解关节痹痛、肌肤不仁等。

七、激光灸

(一)体表穴位照射法

激光光针仪的传输常用原光束或导光纤维进行穴位照射。应用原光束穴位照射时,受照射组织无机械接触,但用导光纤维时则行接触照射。光针仪的输出功率常用 3~8 mW,每一穴位照射 3~5 min,也有多达 10 min 的报道。对所选穴位进行分组轮流照射,每日一次,每次总照射时间以 20 min 为限。一般 10~14 次为一个疗程,一个疗程照射至多 25~30 次,两个疗程之间休息 7~10日。这是因为激光吸收累积到一定程度即达饱和,效果就会停滞不前,故疗程之间应有间隔。照射穴位之光源以 He-Ne 激光应用最广,此外,CO_2 激光、He-Cd 激光、Ar^+ 激光、氮分子激光、Nd^{3+}-YAG 激光以及半导体砷化镓激光也有用于穴位照射的报道。CO_2 激光用于穴位照射时,主要是利用 0.5~1 W 的小功率 CO_2 激光的温热作用,其能"温暖"穴位,起到灸的作用,对治疗虚证效果较好。

(二)内脏穴位照射法

内脏穴位照射法是根据中医学中经络学说的循经取穴、辨证论治原则,针对某一内脏病变选择一些穴位,进行激光穴位照射的方法。照射时采用聚焦法,或用光导纤维接触照射,或行针,或行灸,最初几次每穴位照射 3~5 min,以后加到 5~10 min;每日照射一次,每日各穴照射时间之和为 20 min。照射的其余条件与"体表穴位照射法"部分相同。此种照射法一般适用于治疗所有内脏的疾病,但更适合空腔性脏器(如食管、胃肠、膀胱等)以及被其他内脏所覆盖的、位于深部的内脏(如胰脏)。

八、微波灸

(一)微波辐射治疗机的操作

微波辐射治疗机的操作步骤如下:

(1)接通电源,指示灯亮后仪器预热 3 min。

（2）按针灸处方取穴或经络辨证取穴。

（3）按所取穴位在体表部位定位或体表投影。

（4）选择不同形状的辐射器。

（5）将微波辐射器（探头）对准穴位或所需治疗的体表肌肤，打开输出旋钮，选择适当的频率、输出功率，以患者有温热感为宜进行辐射治疗。根据病情及照射部位，每次一般辐照5～20 min不等，辐照后患者的皮肤可出现红斑，为正常现象。

（6）治疗完毕，将输出功率的调节旋钮转到最小位，关闭输出开关即可。

（二）微波针灸仪的操作

微波针灸仪的操作步骤如下：

（1）接通仪器电源线，按下电源开关，指示灯亮后预热仪器3 min。

（2）接好微波针灸仪的"天线"和仪器的连接线。

（3）治疗时按针灸处方取穴或循经取穴，毫针刺入穴位并施以一定手法，使之得气。

（4）把"天线"接到毫针柄上，并用支架固定好"天线"的位置。

（5）输出旋钮向左转到头，按下输出分路开关，四路分别调整输出功率，调到有针感但无刺痛感为宜，并记下每路的工作电压值，供下次治疗时参考。每次治疗时间为5～20 min不等，针刺后周围的皮肤应有红晕或红斑。

（6）治疗完毕，应先将输出功率调节旋钮转到最小位置，再关输出开关（注意不要关电源开关），然后先取下"天线"再起针。

（三）微波提针治疗仪的操作

微波提针治疗仪的操作步骤如下：

（1）开机前先检查各部件及连接情况是否完好。

（2）先开低压预热3 min，并调整脉冲输出至所需剂量，然后再将时控开关旋钮（定时器）顺时针调至所需时间（此时高压接通，磁控管工作），再调整微波输出功率至治疗所需剂量。当红灯熄灭时，提示治疗时间已到，把微波与脉冲输出调至零位。

（3）治疗结束时，将微波与脉冲调至零位后，切断电源即可。

治疗剂量除了遵医嘱外，还需根据患者的主观感觉来控制，若发现患者有不良反应，应停止治疗。

第二节　艾条悬灸的用具和步骤

一、悬灸

悬灸即为悬空施灸,是将艾条点燃后悬于施灸部位之上施灸,是一种不用针、无接触、无伤害、无不良反应的灸法。悬灸有数千年的历史,是中医进行"内病外治"的最佳方法之一,是一种纯自然的疗法。它以中医的"元气"学说为依据,以经络理论为基础,结合现代中医治疗观念,以蕲艾为主要原料,配上多种草本植物制成的悬灸艾条,在人体皮肤上方进行边点穴、边悬空施灸的方法。在悬灸的过程中,施灸者能真切地感到被灸者得"气"后,在体内所产生的一系列传感运行的生理变化;被灸者同时也能真切地感到体内气感循经走脉的感觉。因操作之"悬"和两者感受的"玄",故名"悬灸"。根据艾灸操作方法和施灸手法的不同,悬灸可分为温和灸、雀啄灸、回旋灸。

用悬灸的方法取穴施灸时,艾条燃烧产生的近红外线可激励人体穴位内的生物分子的氢键,产生受激共振效应,同时借其艾热产生的近红外线,激发人的经络感传现象,促进经气运行,产生循经走脉,为正常细胞、免疫活细胞及能量缺乏的病态细胞输送活化能,同时借助反馈调节机制,纠正病理状态下能量代谢的紊乱状态,调控人体的免疫力,从而达到补益元气、温经散寒、行气通络、扶阳固脱、调和气血、平衡阴阳、保养正气、防病保健、祛寒祛湿、解痉止痛的效果,对多种慢性病和亚健康状态人群有很好的调节作用。

（一）悬灸的功效

1.温经散寒

悬灸可用于治疗气血因寒而运行不畅、留、凝、涩引起的痹证、腹泻等疾病,效果甚为显著。

2.行气通络

经络分布于人体各部,内连五脏,外布体表肌肉、骨骼等组织。悬灸某些特定的穴位,可以起到调和气血、疏通经络的作用,还可以治疗缓解各种痛症。

3.扶阳固脱

人体的正常生理活动以阳气为根本,得其所则人寿,失其所则人夭。故阳病则阴盛,阴盛为寒、为厥,易元气虚陷,阳气衰微则阴气独盛,阳气不通则手足逆冷。对四肢不暖者,悬灸能扶阳固脱、固阳救逆,可用于治疗急性腹痛吐泻、虚脱、中风等症。

4.祛寒、祛湿、解痉、止痛

现代白领职业人群常年待在空调房间内,环境的致寒性很强。俗话说:"百病从寒而起。"寒湿逼入脏腑,寒凝阻络,就会造成很多病痛,如胃脘痛、月经寒痛、四肢凉痛、腰酸背痛、头颈挛痛等。悬灸可以直接将留存于脏腑中的寒气排出体外。如果人体内的寒气严重,悬灸时可感到有一阵阵寒气从手心、手指间、足心处排出体外。

5.预防疾病

我国古代医家早就认识到预防疾病的重要性,并提出了"防病于未然""治未病"等思想。悬灸有很好的预防疾病的保健作用,这在古代文献中有很多记载。人们通过实践也发现,高血压、糖尿病、恶性肿瘤等慢性非传染性疾病早期可以通过悬灸得到缓解,晚期则可以通过悬灸明显减轻患者的痛苦。

(二)悬灸的特点

悬灸技术不借助于任何灸器,仅凭左手按穴、右手持艾的悬空操作,具有见效快、灸层深、温而不烫、效果显著等特点。悬灸采取整体调理,以经络能量指数为依据,运用中医基础理论对人体进行整体辨证。悬灸从温补命门开始,命门穴是所有调理项目必灸的第一个穴位,采取基本主穴加上调理配穴的方法施灸。悬灸运用蕲艾和多种草本原料制成的艾条,按照疗程施灸,对人体由表及里、由里透外、由浅入深地给予补气、理气、泄邪气,从而达到治病祛邪的目的,从根本上解除病痛。

(三)悬灸与其他灸法的区别

悬灸与其他灸法的区别主要有以下几点:

(1)独具特色的点穴施灸手法。悬灸通过左手食指和中指点穴下沉的力度大小,加以配合右手拿捏艾条的捏力,可以控制艾热灸入人体的深浅。一般的温和艾灸只是停留在表层,艾热很难进入身体深层,对于深层寒湿之气治疗效果甚微。

（2）从感觉上而言，普通艾灸一般灸至穴位皮肤发红，被灸者可明显感觉到一种灼痛感。悬灸可以通过独特的点穴艾灸手法，让艾热进入人体深层——被灸者只是感觉表面温和，身体里面却能明显感觉到一股热流顺着经络的方向传递。

（3）从艾灸时间上来说，一般的温和灸或者借助艾灸工具操作的灸法只是根据经验决定每个穴位的施灸时间，因为每个人的体质和寒湿病气不同，故这个时间不一定对所有人都合适，而悬灸可以根据左手点穴的手指灸感（酸、胀、痛、麻等）判断被灸的穴位是否灸好，做到适可而止。

（四）悬灸的注意事项

悬灸的注意事项如下：

（1）施灸的顺序：先背后腹，先上后下，先阳后阴，先灸命门。

（2）灸后不能受风寒，尤其注意颈部、脚部的保暖；除非盛夏，否则建议不光脚穿鞋。

（3）灸后 2 h 内不宜洗澡，不用冷水洗手。

（4）灸前和灸后要喝 300 mL 温开水。

（5）施灸期间不吃或少吃寒凉食物，如西瓜、香蕉、螃蟹、冷饮、凉茶等。

（6）在夏季施灸时，室内空调温度不要调得太低，风也不能直接对着人体吹。

（7）每次悬灸时间尽量不要超过 90 min，儿童每次不能超过 1 h。

（8）艾灸应以出现红晕和灼热感为度。

（9）饥饿时禁灸。

（10）晚上不宜多灸。

（11）脉压差低于 25 mmHg 者禁灸。

（12）注意安全，做好灭火准备。

二、热敏灸

热敏灸是选择热敏穴位悬灸，能激发透热、扩热、传热，通过经气传导达到远部热、深部热、患部热，从而显著提高疗效的一种新灸法。20 世纪 80 年代，陈日新等在临床灸疗过程中发现了一组奇异的透热、扩热、传热现象，与常见的局部热、皮肤表面热完全不同，且当这种现象出现时，临床疗效会显著提高。以这一发现为突破口，陈日新带领的科研团队围绕"灸疗穴位敏感性"与"灸疗充足时间量"两个关键问题,沿着肯定现象、探索规律、提高疗效、创新理论的研究思路,系统地研究了灸疗热敏现象及其规律,发现了灸疗特异性穴位,即热敏穴位;创立了辨敏施灸新技术,即热敏灸技术;提出了灸疗新概念,丰富与发展了灸疗理论。

需要注意的是,热敏灸作为悬灸现代化的一种新式灸法,在临床上应用广泛,但需要患者及时表达灸感,而小儿表达能力不足,故该方法不适用于小儿。

(一)施灸前的准备

1.艾条选择

根据病情需要和腧穴热敏直径的不同,选择不同直径的艾条。

2.部位选择

依据探感定位(灸感定位法)和辨敏施灸原则,选取施灸部位。

3.体位选择

体位的选择以被灸者感到舒适,充分暴露施灸部位,肌肉放松为原则。常用体位有卧位和坐位,建议首选卧位。

4.环境要求

环境要求同门诊治疗室的要求,并应设有排烟或消烟装置。环境温度以保持在 24～30 ℃为宜。

5.灸感宣教

施灸者应要求被灸者在治疗过程中集中注意力,认真体会在艾灸过程中的灸感,并及时与施灸者沟通交流。

(二)操作方法

1.探感定位

热敏灸以灸感定位法确定热敏腧穴。艾热距离体表约 3 cm,以传统腧穴定位为中心,在其上下左右范围内施以循经灸、回旋灸、雀啄灸、温和灸等组合手法进行悬灸探查。当发现热感强度适中而无灼痛,被灸者出现六类热敏灸感中的一类或一类以上的部位时,即为热敏腧穴,而不拘是否在传统腧穴的标准位置上。

2.辨敏施灸

辨敏施灸是通过辨别热敏腧穴的灸感特点,从而选取最优热敏腧穴施灸。选优原则按下列顺序进行:以出现非热觉的热敏腧穴为首选热敏腧穴,以出现热敏灸感指向或到达病所的热敏腧穴为首选热敏腧穴,以出现较强的热敏灸感的热敏腧穴为首选热敏腧穴。

3.量因人异

热敏灸时,每穴每次施灸时间以热敏灸感消失为度,因病、因人、因穴不同而不同,平均施灸时间约为 40 min,这是热敏腧穴的最佳个体化每次施灸时间量。

4.敏消量足

只要与疾病相关的热敏腧穴存在,就需要进行疗程施灸,直至所有与该病症相关的热敏腧穴消敏,这是治疗相关病症的充足疗程灸量。

(三)适应证

热敏灸适用于治疗出现热敏腧穴的各种病症,不拘寒、热、虚、实、表、里证。

1.运动系统疾病

热敏灸能有效治疗膝骨关节炎、腰椎间盘突出症、肩周炎以及颈型颈椎病,且能明显改善运动系统疾病的症状。

2.呼吸系统疾病

热敏灸能用于治疗支气管哮喘、支气管炎以及过敏性鼻炎,可改善患者的肺功能和生活质量。

3.神经系统疾病

热敏灸能明显缓解脑卒中、坐骨神经痛、紧张性头痛以及带状疱疹后遗神经痛,提高治愈率。

4.泌尿生殖系统疾病

热敏灸常用于治疗慢性前列腺炎、原发性痛经、尿潴留及尿失禁,治愈率和总有效率均较为显著。

5.消化系统疾病

热敏灸不仅能改善缺血性中风后便秘,还能缓解功能性消化不良、肠易激综合征和慢性非萎缩性胃炎的临床症状。

(四)注意事项

1.施灸前
应告知被灸者艾灸过程,消除被灸者对艾灸的恐惧感或紧张感。

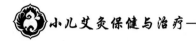

2.施灸时

应根据被灸者的年龄、性别、体质、病情,采取舒适的体位,并充分暴露施灸部位。进行热敏灸操作时,应注意热感强度适宜,避免烫伤,注意防止艾火脱落灼伤患者或烧坏衣物。

3.治疗后

应告知被灸者在施灸结束后2 h之内不宜洗澡,注意保暖,避风寒。如果局部出现水疱,当水疱较小时宜保护水疱,勿使破裂,一般数日即可吸收自愈;如水疱过大,可用注射器从水疱低位刺入,将渗出液吸出后保持局部清洁,以防感染。热敏灸结束后,须将燃着的艾条彻底熄灭,以防复燃。

4.不宜施灸的情况

婴幼儿、灸感表达障碍者,昏迷、脑出血急性期、大量吐(咯)血的患者,孕妇的腹部和腰骶部,感觉障碍与皮肤溃疡处,过饥、过饱、过劳、酒醉状态等的患者不宜施行热敏灸。

第三节　小儿艾灸的操作要求

一、体位的选择

小儿艾灸的常用体位有仰卧位、侧卧位、俯卧位、仰靠坐位、俯伏坐位。

二、施灸顺序

临床上常见的施灸顺序为先灸上部,后灸下部;先灸背部,后灸腹部;先灸头身,后灸四肢;先灸阳经,后灸阴经。施灸壮数宜先少后多,施灸艾灶宜先小后大。

三、施灸手法

施灸手法有补有泻,需根据辨证确定,虚者适合补,实者适合泻。

四、小儿常用灸法

(一)艾条温和灸

(1)物品准备:治疗盘、艾条、火柴、弯盘,必要时准备艾灸盒。

(2)操作方法:点燃艾条一端,点燃端距离应灸穴位或局部2～4 cm处熏灸,使局部有温热感,以不感烧灼为度。每次灸5～10 min,隔日或者每3天灸一次,连续灸1～3个月,间歇7～10天再灸。若小儿出生后体质较弱,可在出生后3～6个月开始艾条温和灸,每周或每月一次,连续灸3～6个月。

治疗中,当艾绒烧灰较多时,应将绒灰置于弯盘中,避免脱落在患者身上;对患者腹部、背部较平坦处行艾灸时,可用艾灸盒。当患者取平卧位或仰卧位时,可将点燃的艾条放于盒内的纱隔层上,灸盒放在应灸穴位的位置,加盖后自行燃烧,以达到艾灸的治疗目的。

(二)艾炷直接灸

(1)物品准备:治疗盘、艾绒、艾炷器、火柴或打火机、镊子、弯盘。

(2)操作方法:将艾绒放入艾炷器内,根据病情,制成大小适宜的艾炷;将艾炷直接置于应灸的穴位上,点燃艾炷顶端;当艾炷燃至患者感到发烫时,用镊子取下放入弯盘,另换艾炷,继续点燃;每次灸1～2炷(壮),每7～10天灸一次。

(三)艾炷隔姜灸、隔蒜灸

(1)物品准备:治疗盘、艾绒、艾炷器、火柴或打火机、镊子、弯盘,根据需要切成0.2～0.3 cm薄、直径约2 cm的鲜姜片,或鲜大蒜头横切成片数片(或用大蒜捣泥,取0.3 cm厚的大蒜泥敷于穴位皮肤上)。

(2)操作方法:暴露施灸的部位,取鲜姜片或蒜片(或蒜泥)放于穴位上,上放置制成的艾炷;点燃艾炷的顶端,待患者感到灼热时即可更换艾炷;每次灸3～5壮,隔1～3日或每周灸一次,连续灸1～3个月。

(四)神阙隔盐灸

(1)物品准备:治疗盘、艾绒、艾炷器、火柴或打火机、镊子、弯盘,根据需要准备食盐适量。

(2)操作方法:暴露施灸的神阙穴位;取食盐,放于神阙穴位上,上放置制成的艾炷;点燃艾炷的顶端,待患者感到灼热时即可更换艾炷;每次灸3～10壮,隔日或每周一次,连续灸1～3个月,每次灸10～30 min。

第四节　小儿艾灸的禁忌和注意事项

一、小儿艾灸的禁忌事项

（1）小儿稚阴稚阳，受不得外来之热。市面上最常用的直径 1.8 cm 的艾条对小儿来说火太猛，不能补阳，反而助火。如小儿有寒凝腹痛等症，必须用极细的艾条，且艾灸时间宜短。

（2）由于艾灸以火熏灸，故施灸时若不注意有可能引起局部皮肤的烫伤；另外，施灸的过程中要耗伤一些精血，所以有些部位或有些人是不能施灸的，这些就是施灸的禁忌。古代施灸法时禁忌较多，有些禁忌虽然现在已被打破，但有些情况确实仍属禁忌。

（3）部分在头面部或重要脏器、大血管附近的穴位，应尽量避免施灸或选择适宜的灸法，特别不宜用艾炷直接灸。

（4）皮薄、肌少、筋肉结聚处，妊娠期妇女的腰骶部、下腹部，男女的乳头、阴部、睾丸等处不要施灸。另外，关节部位不要直接灸，大血管处、心脏部位不要灸，眼球属颜面部，也不要灸。

（5）极度疲劳、过饥、过饱、大汗淋漓、情绪不稳忌灸。

（6）患某些传染病、高热、昏迷、抽风期间，或身体极度衰竭、形销骨立等情况忌灸。

（7）无自制能力的人（如精神病患者等）忌灸。

二、小儿艾灸的重点内容

（1）要专心致志，耐心坚持：施灸时要集中注意力，不要在施灸时分散注意力，以免艾条移动，不在穴位上，徒伤皮肉，浪费时间。对于养生保健灸，则要长期坚持，偶尔灸是不能收到预期效果的。

（2）要注意体位、穴位的准确性：一方面体位要适合艾灸的需要，另一方面要注意体位舒适、自然，要根据处方找准部位、穴位，以保证艾灸的效果。

（3）防火：现代人的衣着不少是化纤、羽绒等质地的，很容易燃着，因此施灸时一定要注意防止落火，尤其是用艾炷灸时更要小心，以防艾炷翻滚脱落。用艾条灸后,可将艾条点燃的一头塞入直径比艾条略大的玻璃瓶内,以利于熄灭。

(4)要注意保暖和防暑:因施灸时要暴露部分体表部位,故在冬季要保暖,在夏季高温时要防中暑,同时还要注意室内温度的调节和开换气扇,及时更换新鲜空气。

(5)要防止感染:化脓灸或因施灸不当,局部烫伤可能起疱,产生灸疮,此时一定注意不要把疱弄破;如果已经破溃感染,要及时使用消炎药。

(6)注意施灸的时间:有些病证必须注意施灸时间,如失眠症要在临睡前施灸,不要饭前空腹时和在饭后立即施灸。

(7)要循序渐进:初次使用灸法时要注意掌握好刺激量,先少量、小剂量,如用小艾炷,或灸的时间短一些,壮数少一些。一般是先灸上部,后灸下部;先灸阳部,后灸阴部;壮数是先少而后多,艾炷是先小而后大。但在特殊情况下不必过于拘泥,可酌情而灸。一般是逐渐加大剂量,不要一开始就大剂量进行。

(8)防止晕灸:晕灸虽不多见,但是一旦晕灸患者会出现头晕、眼花、恶心、面色苍白、心慌、出汗等,甚至发生晕倒。出现晕灸后,要立即停灸,并让患者躺下静卧,再加灸足三里,温和灸 10 min 左右。

(9)注意施灸温度的调节:对于皮肤感觉迟钝者或小儿,施灸者可将食指和中指置于施灸部位两侧,以感知施灸部位的温度,做到既不致烫伤皮肤,又能收到好的效果。

(10)灸料选择:首先要注重灸料的质量,因为艾绒的好坏决定了治疗效果。一般来讲,陈艾要好于新艾(陈艾的颜色偏黄,有时越黄的艾绒越好,最好的艾绒俗称"金艾",就是说艾绒是金色的),因为陈艾的药性是温的,而新艾是寒的。其次,好艾绒很细,很纯净,无杂质,手感很好,很柔软。一般做直接灸时一定要用极好的艾绒,因为好艾绒不伤经络,不燥,比较柔,便于点燃。最后,如果是隔姜灸或隔蒜灸,那么一定要用新鲜的姜和蒜。

(11)《千金要方·针灸上》中记载:"凡灸当先阳后阴,言从头向左而渐下,次后从头向右而渐下,先上后下。"《明堂灸经》中记载:"先灸于上,后灸于下,先灸于少,后灸于多。"这里说的就是施灸顺序。如果上下前后都有配穴,应先灸阳经,后灸阴经,先灸上部,再灸下部,也就是先背部、后胸腹,先头身、后四肢,依次进行,取其从阳引阴而无亢盛之弊。不可颠倒乱灸,如果不讲次序,后灸头面,往往会有面热、咽干、口燥的后遗症或不舒服之感。即便无此反应,也应当从上往下灸,和针刺取穴一样。壮数要先少后多,艾炷要先小后大。但在特殊情况下,可酌情而施灸。

(12)施灸时间:施灸时间应该循序渐进,施灸的穴位应该由少至多,热度也是逐渐适应的。一般施灸时间可以选在早上或下午,白天没有时间的话也可以晚上灸,尤其是对于失眠的患者来说,临睡前施灸有助于睡眠。

(13)灸后处理:施灸后,局部皮肤会出现微红灼热,这属于正常现象,不需要处理。施灸后,被灸者宜卧床休息 5～10 min,不宜马上进行剧烈运动。如因施灸过量,时间过长,局部出现小水疱,只要注意不擦破,可任其自然吸收。如水疱较大,可用消毒的毫针从水疱基底部刺破水疱,放出水液,或用注射针抽出水液,再涂上创伤膏,并用纱布包敷。施灸时应防止艾火烧伤皮肤或衣物,用过的艾条、太乙针等应装入小口玻璃瓶中熄灭,或用剪刀剪掉燃烧的一头,以防复燃。如用化脓灸者,在灸疮化脓期间要注意适当休息,加强营养,保持局部清洁,并可用敷料保护灸疮,以防污染,待其自然愈合。如处理不当,灸疮脓液呈黄绿色或有渗血现象时,可用消炎药膏或玉红膏涂敷。

(14)施灸反应:患者施灸后可能会出现发热、口渴、上火、皮肤瘙痒、红疹、疲倦、便秘、尿黄、出汗、牙痛、耳鸣、阴道不规则流血、全身不适等现象,一般不必惊慌,继续艾灸这些症状就会消失。这时候也可以艾灸足三里引火下行,还可以多喝水,必要时停灸或隔天艾灸,这样症状很快就会消失。

(15)艾灸的"返病"现象:在艾灸的过程中,往往有的人感觉见效很快,而有的人迟迟不见效。其实疗效如何要看是什么疾病、病程多久。另外,人与人也不同,我们不能用一把尺子衡量所有疾病。有"返病"现象很正常,没有也很正常,不必刻意追求"返病"的现象。越是多次"返病",就越证明病邪存留的搏争状态,也体现出正气在一点点积累,要坚持做艾灸。

(16)施灸要掌握好"量":一般来说,艾炷越大,刺激量就越大;艾灸壮数越多,刺激量也越大。通常每个穴位一般灸 3～7 壮。用艾条施灸时,一般距离皮肤 2～3 cm,以不引起灼痛为度。一般来说,距离越远,刺激量越小。施灸的时间多为 5～10 min,一般时间越长,刺激量越大。

(17)灸之要,气至而有效:研究表明,感传活动是人体经气运行的表现,是人体内源性调节功能被激活的标志。艾灸的疗效与感传显著程度密切相关,感传愈显著,疗效也愈好。采用激发感传,促进气至病所的方法,对艾灸治疗和预防疾病能收到意想不到的效果。

(18)选穴要精当,热力要充足:施灸选穴要精,少则一穴,多则不过二三六。

近代针灸学家承淡安主张:"取穴中肯,精简疏针,灸穴勿多,热足气匀。"

(19)季节交替时最宜灸:春交夏、夏交秋时,俱宜灸。此时经脉开合,气血流转,适时以艾灸火热之力助阴阳互生,气血旺盛,则治病防病能够取得事半功倍的效果。

三、不良反应及处理措施

艾灸过程中可能出现胸闷、心慌、晕厥、皮肤瘙痒、刺痛、水疱等不良反应。对此,可根据患者的体质和病情选用合适的灸法,以受灸者的病情、年龄、体质等决定施灸量的多少。若选用化脓灸时,一定要征得患者的同意,并让其在知情同意书上签字。

出现晕灸现象时,要立即停止艾灸,让受灸者平卧于空气流通处,松开领口,给予温白糖水(糖尿病患者慎用)或温开水,闭目休息即可。对于猝倒神昏者,可以针刺水沟、十宣、中冲、涌泉、百会、气海、关元、太冲、合谷等穴以急救。

施灸后皮肤出现红晕是正常现象,若艾火热力过强,施灸过重,则皮肤易发生水疱。如果水疱较大,可用消毒针刺破后消毒,防止感染,数日内可痊愈,一个月内局部可能留有色素沉着。

四、小儿艾灸的注意事项

小儿艾灸的注意事项有以下方面:

(1)小儿艾灸效果好,而且方法简单、方便,容易操作,无痛苦,无不良反应,适合家庭推广。

(2)小儿艾灸可根据小儿不同的情况采取不同的施灸方法,一般坚持1～6个月,直至小儿健壮为止。

(3)小儿皮肤对温热疼痛感觉的敏感度较差,加之小儿好动,配合性差,故在施灸时要格外小心,大人要将自己的手放在小儿施灸部位,以感知灸温的强弱,谨防烫伤。

(4)小儿艾灸最好在空气流通、清洁干燥的房间内进行。

(5)对不会说话的小儿要密切观察,隔姜、隔蒜灸时,要轻轻移动姜片、蒜片,谨防烫伤。

第五章　经络腧穴

第一节　经络学说及其组成

一、经络学说

经络是运行气血、联系脏腑与体表及全身各部的通路。经络是经脉与络脉的总称，其中"经"有直行干线的意思，"络"有网络之意。在分布上，经脉直行为主干，四通八达；络脉横行为网络，错综分布。经脉是主流，络脉为支流。经与络相互贯穿，交叉穿插，共同构成人体经络系统。经络学说即研究人体经络的生理功能、病理变化及其与脏腑相互关系的学说。经络学说是针灸学的基础，也是中医基础理论的重要组成部分。

经络学说的发展经历了一个漫长的历史过程。在早年的骨帛书和古简书中，就有"十一脉"的记载；之后的《针灸甲乙经》等书结合腧穴，对经络作了全面阐述，特别是在《黄帝内经》和《难经》中有系统的记载；近代的研究资料也很丰富。经络学说起源早，为历代医家所重视，是古代医家在长期的医疗实践中产生和发展起来的。

经络理论的产生，导源于"脉"，影响于"气血"。"脉"本义指血管，《说文解字》解释说："血理分衺（斜）行体者。""经""络"等名词的出现较"脉"晚，它们是对脉的进一步分析。"经"原意是"纵丝"，即直行干线的意思，它是经络系统的主干，沟通上下，联系内外；"络"则是"网络"的意思，它纵横交错，遍布全身。"经络"一词首见于《黄帝内经》中的《灵枢·邪气脏腑病形》："阴之于阳也，异名同类,上下相会,经络之相贯,如环无端。"《汉书·艺文志》载:"医经者,原人血脉、经络、骨髓、阴阳、表里,以起百病之本。"这里似乎将"血脉"与"经络"进行了区分,其原意也许是将"血脉"作为总的名称,而"经"和"络"是指脉的类别。《灵枢·脉度》中记载:"经脉为里,支而横者为络,络之别者为孙。"这里按"脉"的大小、深浅的差异将其分为"经脉""络脉"和"孙脉"(孙络)。

经络主运行血气。关于"血气"一词,在春秋战国时期的不少著作中都已提到,如《论语·季氏》讲到,人一生分三个阶段:少年时"血气未定",壮年时"血气方刚",老年时"血气既衰",说明那时已把"血气"变化看作是生命的主要特征。

在对"脉"和"气血"不断认识的基础上,古代医家结合针灸、推拿、气功等医疗实践,经过漫长的历史过程,结合当时的解剖知识和脏象学说,并引入阴阳、五行等理论,逐步形成了独特的经络观念。

二、经络系统的组成

经络系统包括十二经脉、十二经别、十五络脉、十二经筋、十二皮部、奇经八脉及细小的浮络和孙络(见图 5-1)。十二经脉"内属于府藏(腑脏),外络于肢节"(《灵枢·海论》),是经络系统的主干,将人体内外联系起来,形成一个有机的整体。十二经别是十二经脉在胸、腹、头部的内行支脉,弥补了十二经脉循行的不足,扩大了经脉的循行联系和经穴的主治作用。十五络脉是十二经脉在四肢部及躯干前、后、侧三部的外行支脉,起着沟通表里和渗灌气血的作用。十二经筋是十二经脉之气濡养筋肉骨节的体系,是十二经脉的外周连属部分。十二皮部是与十二经脉相应的皮肤部分,有抵御外邪、保护机体的作用。奇经八脉即督脉、任脉、冲脉、带脉、阴维脉、阳维脉、阴跷脉、阳跷脉的统称,是具有特殊分布和作用的经脉。

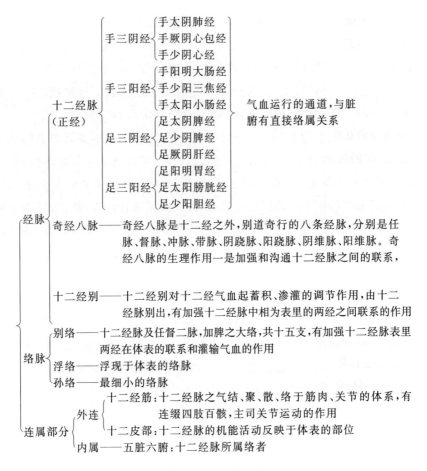

图 5-1 经络系统简介

现对经络系统逐一介绍如下。

（一）十二经脉

十二经脉是经络系统的主体，包括手太阴肺经、手阳明大肠经、足阳明胃经、足太阴脾经、手少阴心经、手太阳小肠经、足太阳膀胱经、足少阴肾经、手厥阴心包经、手少阳三焦经、足少阳胆经和足厥阴肝经，又统称为"正经"。

1.十二经脉的命名

十二经脉的名称是根据其阴阳属性、所属脏腑和循行部位综合而定的。十二经脉分别隶属于不同脏腑，各经用其所属脏腑命名。根据循行部位的不同，可将十二经脉分为手经和足经，手经表示其外行路线分布于上肢，足经表示其外行路线分布于下肢。

　　阴阳表示经脉的阴阳属性及阴阳气的多寡。一阴一阳演化为三阴三阳,以区分阴阳气的盛衰(多少);阴气最盛为太阴,其次为少阴,再次为厥阴;阳气最盛为阳明,其次为太阳,再次为少阳。《素问·至真要大论》中记载:"帝曰:'善。愿闻阴阳之三也何谓?'岐伯曰:'气有多少,异用也。'帝曰:'阳明何谓也?'岐伯曰:'两阳合明也。'帝曰:'厥阴何也?'岐伯曰:'两阴交尽也。'"手足三阴、三阳,通过经别和络别互相沟通,组成六对"表里相合"的关系(见图 5-2),其中太阴与阳明为表里,少阴与太阳为表里,厥阴与少阳为表里。

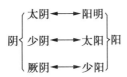

$$
\text{阴} \begin{cases} \text{太阴} \longleftrightarrow \text{阳明} \\ \text{少阴} \longleftrightarrow \text{太阳} \\ \text{厥阴} \longleftrightarrow \text{少阳} \end{cases} \text{阳}
$$

图 5-2　三阴三阳表里相合之对应关系

　　2.十二经脉的分布

　　十二经脉是经络系统的主体。《灵枢·海论》中概括了十二经脉的分布特点:"十二经脉者,内属于府藏,外络于肢节。"这说明十二经脉在内部隶属于脏腑,在外部则左右对称地分布于四肢及头和躯干部。

　　(1)外行部分:十二经脉在四肢及躯干这些体表部位的分支和穴位,其"有穴通路"是经脉的主要循行路线,一般经穴图和经穴模型都表示这些内容(见图 5-3)。

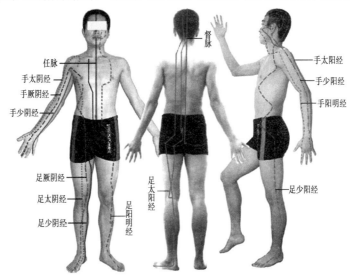

图 5-3　十二经脉分布概况

　　先来看四肢部。以人体正立,两臂自然下垂,拇指向前,两手掌心相对的体位为准。四肢内侧面为阴,外侧面为阳。手三阴经分布于上肢的内侧,其中上肢内侧前缘及大拇指桡侧端为手太阴,上肢内侧面中间及中指桡侧端为手厥阴,上肢内侧面后缘及小指桡侧端为手少阴;手三阳经分布于上肢的外侧,其中食指桡侧端至上肢外侧面前缘为手阳明,无名指尺侧端至上肢外侧面中间为手少阳,小指尺侧端至上肢外侧后缘为手太阳。

足三阴三阳经在下肢的分布规律与上肢基本一致,但足三阴经的排列略有不同:足三阳经分布于下肢外侧,其中下肢外侧面前缘及第二趾外侧端为足阳明,下肢外侧面中间及第四趾外侧端为足少阳,下肢外侧面后缘及小指外侧端为足太阳;足三阴经分布于下肢外侧,其中大趾内侧端及下肢内侧面中间转至前缘为足太阴,大趾外侧端及下肢内侧面前缘转至中间为足厥阴,小趾下经足心至下肢内侧面后缘为足少阴。

十二经脉在四肢的分布规律是:太阴、阳明在前,厥阴、少阳在中(侧),少阴、太阳在后。在小腿下半部及足部,足厥阴有例外的曲折、交叉情况。

再来看头和躯干部。十二经脉在头和躯干部的分布大致是手三阴经分布到胸,足三阴经分布到胸及腹;手足三阳经均到达头面,故称"头为诸阳之会"。手三阳经在躯干部没有外行线,足三阳经从头到足分布范围最广泛,大致为足阳明行于身前,足少阳行于身侧,足太阳行于身后。

(2)内行部分:十二经脉"内属于府藏",即指其内行部分。此部分由于没有穴位分布,所以又称为"无穴通路",其主要作用是联属相关的脏腑及组织。脏腑中,脏为阴,腑为阳。手三阴联系于胸部,其内属于肺、心包、心;足三阴联系于腹部,其内属于脾、肝、肾,这就是所谓的"阴脉营其藏"。阳经内属于腑,足三阳内属于胃、胆、膀胱,手三阳内属于大肠、三焦、小肠,这就是所谓的"阳脉营其腑"。

3.十二经脉的表里属络

十二经脉内属于脏腑,脏与腑有表里相合的关系,阴经与阳经亦有表里属络关系。阴经为里,属于脏;阳经为表,属于腑。互为表里的阴经和阳经在体内有属络关系,阴经属脏络腑,阳经属腑络脏,如手太阴肺经属肺络大肠,手阳明大肠经属大肠络肺。十二经脉如此便构成了六对表里属络关系:手太阴肺经与手阳明大肠经相表里,足阳明胃经与足太阴脾经相表里,手少阴心经与手太阳小肠经相表里,足太阳膀胱经与足少阴肾经相表里,手厥阴心包经与手少阳三焦经相表里,足少阳胆经与足厥阴肝经相表里。这样,在脏腑阴阳经脉之间就形成了六组表里属络关系。互为表里的经脉在生理上密切联系,病变时相互影响,治疗时相互为用。

4.十二经脉的走向和流注

十二经脉通过手足阴阳表里经的联接而逐经相传,构成一个周而复始、如环无端的传注系统,其循行走向规律是:手三阴经从胸走手,手三阳经从手走头,足三阳经从头走足,足三阴经从足走腹(胸)。正如《灵枢·逆顺肥瘦》所载:"手之三阴从藏走手,手之三阳从手走头,足之三阳从头走足,足之三阴从足走腹(胸)。"这种"脉形之逆顺"后来称为"流注"。十二经脉主运行气血,气血通过经脉即可内至脏腑,外达肌表,营运全身,其流注次序如图5-4所示。

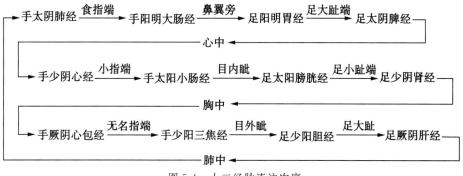

图 5-4　十二经脉流注次序

5.十二经脉的交接

十二经脉正常的流注除需逆顺之走向外,各经脉尚需相互衔接。十二经脉按照一定的循行走向,相互联系所体现的衔接规律大致如图5-5所示。

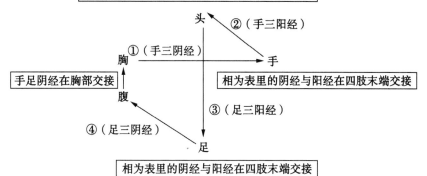

图 5-5　十二经脉衔接图

(1)阴经与阳经(表里经)多在四肢部交接,如手太阴肺经在食指与手阳明大肠经交接,手少阴心经在小指与手太阳小肠经交接,手厥阴心包经在无名指与手少阳三焦经交接,足阳明胃经在足大趾(内侧)与足太阴脾经交接,足太阳膀胱经在足小趾与足少阴肾经交接,足少阳胆经在足大趾(外侧)与足厥阴肝经交接。

(2)阳经与阳经(同名阳经)在头面部交接,如手阳明大肠经与足阳明胃经在鼻旁交接,手太阳小肠经与足太阳膀胱经在目内眦交接,足少阳三焦经与足少阳胆经在目外眦交接。

(3)阴经与阴经(手足三阴经)在胸部交接,如足太阴脾经与足少阴心经交接于心中,足少阴肾经与手厥阴心包经交接于胸中,足厥阴肝经与手太阴肺经交接于肺中。

《脉书》中记载,十一脉的走行绝大多数是从四肢部开始,各脉之间并非互相衔接。《灵枢·逆顺肥瘦》则提出,脉有顺逆不同的走行方向,手足各经脉之间互相连接,说明气血运行是"阴阳相贯,如环无端"(《灵枢·营卫生会》)的。

(二)十二经别

十二经别是十二正经离、入、出、合的别行部分,是正经别行深入体腔的经脉,又称"别行之正经"。从十二经脉分出称"离";进入胸腹腔称"入";在头颈部出来称"出";出头颈部后,阳经经别合于原经脉,阴经经别合于相表里的阳经经脉,称"合",如手阳明经别合于手阳明经脉,手太阴经别也合于手阳明经脉。手足三阴三阳经别按阴阳表里关系组成六对,故有"六合"之称。通过经别离、入、出、合的循行分布,加强了脏腑之间的联系,使十二经脉对人体各部分的联系更趋紧密,扩大了经穴主治的范围。

(三)十五络脉

十二经脉和任督二脉各自别出一络,加上脾之大络,共计十五条,称为"十五络脉"。十二经脉的别络在四肢部从相应络穴分出后,均走向相应的表里经;任脉的别络从鸠尾分出后,散布于腹部;督脉的别络从长强分出后,散布于头部,左右别走足太阳经;脾之大络从大包分出,散布于胸胁。络脉按其形状、大小、深浅等的不同,有不同的名称,如浮行于浅表部位的络脉称为"浮络";络脉中最细小的分支称为"孙络";"血络"则指细小的血管。四肢部的十二络主要起沟通表里两经和补充经脉、循行不足的作用;躯干部的三络起灌注气血的作用;而孙络细小密布,其主要作用是输布气血以濡养全身组织。

（四）十二经筋

十二经筋是指与十二经脉相应的筋肉部分,是十二经脉的外周连属体系,其分布范围与十二经脉大体一致,其循行走向均从四肢末端走向头身,行于体表,聚结于关节、骨骼部,但不属络脏腑。手足三阳经筋都到达头目,手三阴经筋到胸膈,足三阴经筋到阴部。经筋的主要作用是约束骨骼,活动关节,以保持人体正常的运动功能,维持人体正常的体位姿势,如《素问·痿论》所说:"宗筋主束骨而利机关也。"

（五）十二皮部

十二皮部是指与十二经脉相应的皮肤部分,也是络脉之气散布的所在。体表皮肤按手足三阴三阳划分,即形成十二皮部。皮部具有抗御外邪、保卫机体和反映病候、协助诊断的作用。《素问·皮部论》中记载:"皮者脉之部也,邪客于皮则腠理开,开则邪入客于络脉,络脉满则注于经脉,经脉满则入舍于府藏也,故皮者有分部,不与而生大病也。"这样,皮-络-经-腑-脏就成为疾病传变的层次,而脏腑、经络的病变也可以反映到皮部。因此,可以通过外部的审查来诊断内部的疾病。在治疗上,也可以通过刺激皮部来调整脏腑、经络的失衡状态,以此来治愈疾病。临床上的皮肤针、刺络、敷贴等疗法就是皮部理论的应用。

由于手足阴阳上下同名经的经脉在阴阳属性上相同,古人便将手足三阴三阳十二经脉之皮部合为"六经皮部",故称为"上下同法"。六经皮部各有专名,其名称分别以"关""阖""枢"为首,三阳以太阳为"关",阳明为"阖",少阳为"枢";三阴以太阴为"关",厥阴为"阖",少阴为"枢"（见表5-1）。此六经皮部理论与经络理论相关,从而形成了关、阖、枢理论。关、阖、枢理论描述了人体受外邪侵袭后疾病的传变规律,从而为六经辨证理论体系的创立奠定了基础。

表 5-1　六经皮部的名称

六经名	太阳	阳明	少阳	太阴	少阴	厥阴
皮部名	关枢	害蜚	枢持	关蛰	枢儒	害肩

（六）奇经八脉

奇经八脉包括督脉、任脉、冲脉、带脉、阳跷脉、阴跷脉、阳维脉、阴维脉。它们与十二正经不同,既不直属脏腑,又无表里配合关系,为"别道奇行"者,故称"奇经"。

奇经八脉的分布与十二经脉纵横交互。八脉中的督、任、冲脉皆起于胞中，同出会阴而异行，称为"一源三岐"。其中，督脉行于腰背正中，上至头面；任脉行于胸腹正中，上抵颌部；冲脉与足少阴肾经相并上行，环绕口唇。带脉起于胁下，环行腰间一周。阳跷脉起于足跟外侧，伴足太阳等经上行，至目内眦与阴跷脉汇合，沿足太阳经上额，于项后汇合足少阳经。阴跷脉行于下肢内侧及眼，交会足少阴经，上至目内眦与阳跷脉结合。阳维脉行于下肢外侧、肩和头项，交会足少阳等经及督脉穴。阴维脉行于下肢内侧、腹第三侧线和颈部，交会足少阴等经及任脉穴。奇经八脉是具有特殊作用的经脉，对其余经络起统率、联络和调节气血盛衰的作用。

第二节　经络的作用及应用

一、经络的作用

（一）沟通内外，网络全身

经络具有联系脏腑和肢节的作用。人体的五脏六腑、四肢百骸、五官九窍、皮筋肉骨等组织器官虽然具有不同的生理功能，但又相互联系、相互配合，使机体的内外上下保持协调统一，构成一个有机的整体，而这种相互联系和有机配合主要是靠经络系统的联络沟通来实现的。经络系统以十二经脉为主干，以十二经别、十五络脉为大的分支，十二皮部和十二经筋为十二经脉气血输布濡养的皮肤和筋肉区域，奇经八脉则纵横交错，它们彼此相对独立又交叉、汇合，将人体各部分紧密地联系起来，使人体各部分的活动保持完整和统一。正如《灵枢·海论》中记载的那样："夫十二经脉者，内属于府藏，外络于枝节。"

（二）运行气血，濡养周身

气血是人体生命活动的基础物质，通过气血濡润全身的脏腑组织器官，人体的生命活动才能正常进行。经络是人体气血运行的通道，气血在全身各部的输布有赖于经络的运行。正如《灵枢·本藏》中记载的那样："经脉者，所以行血气而营阴阳，濡筋骨，利关节者也。"这就说明了经络具有运行气血、调节阴阳和濡养全身的作用。在经络的联系下，气血盛衰和机能动静保持相对平衡，使人体"阴平阳秘,精神乃治"(《素问·生气通天论》)。

(三)抵御外邪,保卫机体

经络系统的作用是"行气血而营阴阳"。当人体正气充足时,经脉之气就能首先奋起抵抗病邪的侵入;当人体正气不足时,经络便会成为疾病传入人体的渠道。而孙络"以溢奇邪,以通营卫",其分布范围最广,最先接触病邪,卫气就是通过孙络散布到全身各处皮毛。孙络与卫气在抵御外邪时发挥着重要的抗御作用,故《灵枢·本藏》中记载:"卫气和则分肉解利,皮肤调柔,腠理致密矣。"

(四)传导感应,调整虚实

经络就像是人体内四通八达的网络,在正常情况下能运行气血,调节阴阳,感应传递信息到人体各部。经络的传导作用是指经络系统对针刺或其他刺激的感觉传递及通导作用,如经穴刺激引起的感觉传递通常称为"得气""行气"等,就是经络感应传导所发挥的作用。经络在针或灸等的刺激下,可起到双向调节作用,使机体朝着有利的方向转化。通过经络的传导,精气可以到达病所,起到调整疾病虚实的作用,使机体阴阳处于平衡状态,正如《灵枢·刺节真邪》所言:"泻其有余,补其不足,阴阳平复。"

二、经络理论的临床应用

(一)说明病理变化

经络可以传递病邪和反映机体的病变。经络是外邪侵袭人体的重要途径,如外邪侵袭肌表,初见恶寒发热,头身疼痛。因肺合皮毛,表邪不解,久之传于肺,则出现咳嗽、胸闷、胸痛等症状。《素问·皮部论》中记载:"邪客于皮,则腠理开,开则邪入客于络脉,络脉满,则注于经脉;经脉满,则入舍于脏腑也。"可见,经络是外邪由表入里的传变途径。此外,经络也是脏腑之间、脏腑与体表组织器官之间的病变相互影响的渠道。例如,心移热于小肠,肝病影响胃,胃病影响脾等,这是脏腑病变通过经络传注而相互影响的结果。内脏病变又可以通过经络反映到体表的组织器官,如肝病胁痛、肾病腰痛等。以上都说明经络是传病的主要途径,可反映机体的病理变化。

(二)指导辨证归经

由于经络有一定的循行部位和脏腑属络,所以在诊断疾病时,可以根据疾病症状出现的部位,结合经络所循行的部位及所联系的脏腑,作为诊断的依据,来辨别疾病所属的脏腑和经络。如肝胆疾病常出现两肋疼痛;头疼也可以根据经脉在头部的循行分布而辨别,其痛在前额多与阳明经有关,痛在两侧者多与少阳经有关,痛在后头项多与太阳经有关,痛在巅顶则与厥阴经有关。此外,临床上还可根据所出现的证候,结合其所联系的脏腑进行辨证归经,如咳嗽、鼻流清涕、胸闷,或胸外上方、上肢内侧前缘疼痛等与手太阴肺经有关;脘腹胀满、胁肋疼痛、食欲不振、嗳气吞酸等与足阳明胃经和足厥阴肝经有关。

(三)指导临床治疗

临床针灸治疗是通过针刺和艾灸等刺激体表的经络腧穴,以疏通经气,调节人体脏腑气血的功能,从而达到治疗疾病的目的。针灸选穴一般在明确辨证的基础上,进行循经选穴或局部选穴。循经选穴是针灸治疗的主要方式,临床应用非常广泛。《四总穴歌》中所谓的"肚腹三里留,腰背委中求,头项寻列缺,面口合谷收"就是对循经选穴的说明。经络学说还可以指导分经用药以及引经药的使用,如头痛的辨证中,太阳经头痛用羌活,少阳经头痛用柴胡,阳明经头痛用白芷,厥阴经头痛用吴茱萸。经络学说是六经辨证的理论基础,经络学说的发展推动着六经辨证理论的完善。由于经络、脏腑与皮部有密切联系,故经络、脏腑的疾患可以用皮肤针叩刺皮部或皮内埋针的方法进行治疗,如胃脘痛可用皮肤针叩刺中脘、胃俞穴,也可在该穴皮内埋针;经络闭阻、气血瘀滞可以刺其络脉出血进行治疗,如目赤肿痛刺太阳穴出血,软组织挫伤在其损伤局部刺络拔罐等。

经络学说不仅在人体生理功能上有重要的应用,还能指导临床治疗,是指导辨证归经和针灸治疗的重要依据。

第三节　腧穴总论

腧穴是人体脏腑经络之气输注于体表的部位,是针灸治疗疾病的刺激点与反应点。"腧"通"输",或简写为"俞",有"传输"之意。"穴"为空隙之意,《黄帝内经》又称之为"节""会""气穴""气府"等;《针灸甲乙经》中则称之为"孔穴";《太平圣惠方》中称作"穴道";《铜人腧穴针灸图经》统称其为"腧穴";《神灸经纶》则称为"穴位"。《素问·气府论》解释腧穴是"脉气所发";《灵枢·九针十二原》中提到腧穴是"神气之所游行出入也,非皮肉筋骨也"。这些论述都说明,腧穴并不是孤立于体表的点,而是与深部组织器官有着密切联系、互相输通的特殊部位。"输通"是双向的:从内通向外反映病痛;从外通向内接受刺激,防治疾病。从这个意义上说,腧穴又是疾病的反映点和治疗的刺激点。脏腑病变可从经络反映到相应的腧穴,如《灵枢·九针十二原》称:"五脏有疾也,应出十二原,而十二原各有所出,明知其原,睹其应,而知五脏之害矣。"

一、腧穴的分类与命名

(一)腧穴的类别

人体全身的腧穴按照是否归于十四经脉,是否有固定的部位和名称,总体上可分为十四经穴、奇穴、阿是穴三类。

1.十四经穴

十四经穴是指归属于十二经脉和任、督二脉的腧穴,十四经穴有固定的位置和名称,是全身腧穴的主要组成部分。经穴是"脉气所发"及"络脉之渗灌"处,故经穴可位于经脉线上,也可位于络脉上而分布于经脉的侧旁。至清代《针灸逢源》,经穴总数达到了三百六十一个,目前经穴总数即以此为准。经穴不仅具有主治本经病症的作用,而且能反映十四经及其所属脏腑的病症。同时,十四经穴治疗病症有严格的辨证作用。

2.奇穴

奇穴是指既有一定的名称,又有明确的位置,但尚未归入或不便归入十四经系统的腧穴。这类腧穴的主治范围比较单纯,多数对某些病证有特殊疗效,因而未归入十四经系统,故又称"经外奇穴",简称"奇穴"。

关于奇穴,历代有很多相关的文献记载。如唐代《千金要方》载有奇穴一百八十七个;明代《针灸大成》专列"经外奇穴"一门,收有三十五穴;《针灸集成》汇集了一百四十四穴,足以说明历代医家对奇穴是颇为重视的。

奇穴的分布较为分散,有的在十四经的循行路线上;有的虽不在十四经的循行路线上,但却与经络系统有密切的联系;有的奇穴并不指某一部位,而是由多个穴位组合而成,如十宣、八邪、八风、华佗夹脊穴等;有些虽名为奇穴,但实际上就是经穴,如胞门、子护,实际上就是水道穴,四花就是胆俞、膈俞四穴,据《针灸聚英》所载,灸痨穴就是心俞二穴。奇穴的应用主要有两个方面:一方面是用于治疗所在部位的病变,如气端治哮喘、腰眼治腰痛等;另一方面是治疗远隔部位的疾患,如大小骨空治目疾、二白治痔疮等。

3.阿是穴

阿是穴是指既无固定名称,亦无固定位置,而是以压痛点或病变部位或其他反应点等作为针灸施术部位的一类腧穴,又称"天应穴""不定穴""压痛点"等。它的取穴方法就是以痛为腧,即人们常说的"有痛便是穴"。据《汉书·东方朔传》颜师古注,"阿"字是"痛"的意思。"阿是"之名见于唐代,《千金要方·灸例》曰:"有阿是之法,言人有病痛,即令捏(掐)其上,若里(果)当其处,不问孔穴,即得便成(或)痛处,即云阿是,灸刺皆验,故曰阿是穴也。"阿是穴多位于病变附近,也可在与其距离较远处。临床上对于压痛取穴,凡符合经穴和奇穴位置者,应以经穴或奇穴名称之,都不符合者才称"阿是穴",用此名以补充经穴、奇穴的不足。阿是穴在临床上多用于治疗痛症。

(二)腧穴的命名

腧穴各有一定的部位和命名,腧穴的名称均有一定的含意。《千金翼方》指出:"凡诸孔穴,名不徒设,皆有深意。"历代医家以腧穴所居部位和作用为基础,结合自然界现象和医学理论等,采用取类比象的方法为腧穴命名。

1.自然类

(1)以日月星辰命名,如日月、上星、璇玑、华盖、太乙、太白、天枢等。

(2)以山陵丘墟命名,如承山、大陵、梁丘、商丘、丘墟等。

(3)以大小水流命名,如后溪、支沟、四渎、少海、曲池、尺泽等。

(4)以交通要冲命名,如气冲、水道、关冲、内关、风市等。

2.物象类

(1)以动物名称命名,如鱼际、鸠尾、伏兔、鹤顶、犊鼻等。

(2)以植物名称命名,如攒竹、口禾髎等。

(3)以建筑居处命名,如天井、玉堂、巨阙、库房、府舍、天窗、地仓、梁门等。

(4)以生活用具命名,如大杼、地机、阳辅、缺盆、天鼎、悬钟等。

(5)以人事活动命名,如人迎、百会、归来、三里等。

3.人体类

(1)以解剖部位命名,如腕骨、完骨、大椎、心俞、肝俞等。

(2)以生理功能命名,如承浆、承泣、听会、关元、气海、神堂等。

(3)以治疗作用命名,如光明、水分、通天、迎香等。

(4)以经络阴阳命名,如三阴交、三阳络、阴陵泉、阳陵泉等。

二、腧穴的作用及主治规律

（一）腧穴的作用

腧穴的作用主要是输注脏腑经络气血,沟通体表与体内的脏腑;腧穴也是邪气所克和内在病变的反映之处,具有反映疾病的诊断作用;腧穴还是针灸施治的刺激点,具有防治疾病的作用。

1.腧穴的生理作用

腧穴从属于经脉,通过经脉向内连属脏腑,向外联系肢节,能够输注脏腑经络气血,沟通体表与体内脏腑的联系。《千金翼方》中云:"凡孔穴者,是经络气血所往来处。"这说明腧穴是气血通行出入的部位,具有输注气血的作用。

2.腧穴的诊断作用

腧穴具有反映疾病的诊断作用。《灵枢·本藏》中云:"视其外应,以知其内脏,则知所病矣。"《丹溪心法》进一步说:"欲知其内者,当以关乎外,诊于外者,斯以之其内。盖有诸内者,形诸外。"都强调了通过人体外在的现象、变化推知体内的变化。由此可知,腧穴在病理状态下有反映疾病的作用。在临床上,常用小面积的压痛、酸楚及结节、充血、肿胀、变色、丘疹、脱屑、凹陷、麻木等异常情况,以及穴位温度、颜色的改变等来协助诊断。如有肠胃疾患的人常在足三里、地机等穴出现压痛过敏,有时可在第5~8胸椎附近接触到软性异物;有肺脏疾患的人常可在肺俞、中府等穴有压痛、过敏及皮下结节,这就是《灵枢·官能》所载"察其所痛,左右上下,知其寒温,何经所在"的具体应用。

近年来,人们运用声、光、电、磁、热等物理学方法对腧穴进行查探,以协助诊断,并取得了新的进展,如发明了经络穴位测量仪、生命信息诊断仪等。腧穴的诊断作为西医诊断方法的补充,可以提高诊断的准确率,使疾病得以早发现、早诊断、早治疗。

3.腧穴的治疗作用

腧穴是人体经络之气输注的部位,也是邪气所客之处。当邪气侵犯人体导致脏腑经络气血功能失调时,均会在相应的腧穴发生病理反应。反之,运用针刺、艾灸等刺激作用于腧穴,通过激发精气,通其经脉,调其气血,使阴阳归于平衡,脏腑趋于调和,从而达到扶正祛邪的目的。腧穴的治疗作用主要体现在以下三个方面:

（1）近治作用。近治作用是一切腧穴主治作用所具有的共同特点,是指腧穴能治疗该穴所在部位及邻近组织、器官的局部病症,即"腧穴所在,主治所在",如眼区的睛明、承泣、攒竹、瞳子髎等穴均能治疗眼病;耳区的听宫、听会、耳门等穴均能治疗耳病;中脘、梁门等穴都在胃脘部,均能治疗胃病。因为所有的腧穴均可在针灸治疗中泻散其所在部位的邪气或瘀滞,并可使局部络脉之气得以调和,经气运行得以疏通,所以能显示出对其所在局部及邻近组织器官的治疗作用。

(2)远治作用。远治作用是十四经经穴主治作用的基本规律,是指十四经脉腧穴,尤其是十二经脉在四肢肘、膝关节以下的腧穴。刺激这些穴位不仅能治疗局部病症,而且能治疗本经循行所及的远隔部位的组织器官脏腑的病症,即"经脉所通,主治所及"。如刺激合谷穴不仅能治疗上肢病症,还能治疗本经经脉所过处的颈部和头面、五官病症;刺激足三里穴不但能治疗下肢病症,而且对调节消化系统功能,甚至调节人体防卫、免疫反应等方面都有一定的作用。

(3)特殊作用。腧穴的特殊作用是指腧穴具有双向调节、整体调治和相对特异治疗的作用。如刺激天枢穴既可治疗泄泻,又可治疗便秘;刺激内关穴在心动过速时可减慢心率,在心动过缓时又可加快心率。特异性表现为大椎退热,至阴矫正胎位等。腧穴的特殊作用对于随证取穴、提高针灸的临床疗效有重要意义。

(二)腧穴的主治规律

腧穴的主治呈现一定的规律性,可概括为分经主治规律和分部主治规律。

1.分经主治规律

分经主治是指某一经脉所属的经穴均可以治疗该经循行部位及其相应脏腑的病症,同一经脉的不同病症可以治疗本经的相同病症。分经主治既有其特性,又有其共性,如表5-2至表5-6所示。

表5-2　手三阴经穴主治规律表

经名	本经主治	两经相同主治	三经相同主治
手太阴经	肺、喉病	—	胸部病
手厥阴经	心、胃病	神志病	
手少阴经	心病		

表 5-3　手三阳经穴主治规律表

经名	本经主治	两经相同主治	三经相同主治
手阳明经	前头、鼻、口齿病	—	眼病、咽喉病、热病
手少阳经	侧头、胁肋病	耳病	
手太阳经	后头、肩胛、神志病		

表 5-4　足三阳经穴主治规律表

经名	本经主治	两经相同主治	三经相同主治
足阳明经	前头、口、齿、咽喉、肠胃病	—	神志病、热病
足少阳经	侧头、耳、项、胁肋、胆病	眼病	
足太阳经	后头、项、背腰、肛肠病		

表 5-5　足三阴经学主治规律表

经名	本经主治	两经相同主治	三经相同主治
足太阴经	脾胃病	—	腹部病
足厥阴经	肝病	前阴病	
足少阴经	肾、肺、咽喉病		

表 5-6　任督二脉经穴主治规律表

经名	本经主治	两经相同主治
任脉	中风脱证、虚寒、下焦病	神志病、脏腑病
督脉	中风昏迷、热病、头部病	

2.分部主治规律

分部主治是指处于身体某一部位的腧穴均可治疗该部位及某类病证。腧穴的分部主治与腧穴的位置密切相关,如头、面、颈项部的腧穴除个别能治全身性疾患或四肢性疾患外,绝大多数均治局部病症;胸腹部腧穴大多可治脏腑和急性疾患;腰髋部腧穴除下焦脏腑疾患之外,主要用于治疗下肢病症。各部分的分经主治归纳如表 5-7 和表 5-8 所示。

表 5-7　头面颈项部经穴主治规律表

分部	主治
前头、后头区	眼、鼻病
后头区	神志、头部病
项区	神志、咽喉、眼、头项病
眼区	眼病
鼻区	鼻病
颈区	舌、咽喉、气管、颈部病

表 5-8　胸腹背腰部经穴主治规律表

前	后	主治
胸膺部	上背部	肺、心病（上焦病）
胁腹部	下背部	肝、胆、脾、胃病（中焦病）
少腹部	腰尻部	前后阴、肾、肠、膀胱病（下焦病）

三、特定穴

特定穴是十四经穴中具有特殊治疗作用，并以特定称号概括的腧穴。这些腧穴不仅在数量上占有相当的比例，而且在针灸学基本理论和临床应用方面也有极其重要的意义。根据其不同的分布特点、含义和治疗作用，特定穴可分成"五腧穴""原穴""络穴""郄穴""背俞穴""募穴""下合穴""八会穴""八脉交会穴"和"交会穴"等。

（一）五腧穴

十二经脉在四肢肘、膝关节以下各有井、荥、输、经、合五个腧穴，合称"五腧穴"。关于井、荥、输、经、合的描述，最早见于《灵枢·九针十二原》，其曰："所出为井，所溜为荥，所注为输，所行为经，所入为合。"《灵枢·本输》详细载述了各经井、荥、输、经、合各穴的名称和具体位置，唯独缺少手少阴心经的五腧穴，直到《针灸甲乙经》才得以补充完备。

张景岳在《类经图翼》中解释道："夫所出为井者，如水源出井，其气正深，北方水也；所溜为荥者，荥，小水也，脉气尚微，东方春也；所注为腧者，腧，输也，经由此输彼,其气方盛,南方夏也;所行为经者,经气大行,正盛于此,应长夏也;所入为合者,脉气由此内行,归合于府藏,西方金也。"张氏这段注释指出,井、荥、输、经、合代表经气如水流一样由浅入深、从表入里的流行情形。"井"穴多位于手足之端,喻作水的源头,是经气所出的部位,即"所出为井";"荥"穴多位于掌指或跖趾关节之前,喻作水流尚微,萦迂未成大流,是经气流行的部位,即"所溜为荥";"输"穴多位于掌指或跖趾关节之后,喻作水流由小而大,由浅注深,是经气渐盛、由此注彼的部位,即"所注为输";"经"穴多位于腕踝关节以上,喻作水流变大、畅通无阻,是经气正盛运行经过的部位,即"所行为经";"合"穴位于肘、膝关节附近,喻作江河水流汇入湖海,是经气由此深入,进而会合于脏腑的部位,即"所入为合"。

五腧穴与五行的配属始见于《灵枢·本输》,书中指出"阴井木,阳井金",即阴经经穴属木,阳经经穴属金。《难经·六十四难》补全了阴阳各经脉五腧穴的五行属性,即"阴井木,阳井金;阴荥火,阳荥水;阴俞土,阳俞木;阴经金,阳经火;阴合水,阳合土"(见表5-9和表5-10)。

表5-9 六阴经五腧穴与五行配属表

六阴经		井(木)	荥(火)	输(土)	经(金)	合(水)
手三阴	肺(金)	少商	鱼际	太渊	经渠	尺泽
	心包	中冲	劳宫	大陵	间使	曲泽
	心(火)	少冲	少府	神门	灵道	少海
足三阴	脾(土)	隐白	大都	太白	商丘	阴陵泉
	肝(木)	大敦	行间	太冲	中封	曲泉
	肾(水)	涌泉	然谷	太溪	复溜	阴谷

表5-10 六阳经五腧穴与五行配属表

六阳经		井(金)	荥(水)	输(木)	经(火)	合(土)
手三阳	大肠(金)	商阳	二间	三间	阳溪	曲池
	三焦(相火)	关冲	液门	中渚	支沟	天井
	小肠(火)	少泽	前谷	后溪	阳谷	小海
足三阳	胃(土)	历兑	内庭	陷谷	解溪	足三里
	胆(木)	足窍阴	侠溪	足临泣	阳辅	阳陵泉
	膀胱(水)	至阴	足通谷	束骨	昆仑	委中

为方便记忆,我国古代医家总结出了下面这首《井荥输原经合歌》:

井荥输原经合歌

少商鱼际与太渊,经渠尺泽肺相连。
商阳二三间合谷,阳溪曲池大肠牵。
隐白大都太白脾,商丘阴陵泉要知。
厉兑内庭陷谷胃,冲阳解溪三里随。
少冲少府属于心,神门灵道少海寻。
少泽前谷后溪腕,阳谷小海小肠经。
涌泉然谷与太溪,复溜阴谷肾所宜。
至阴通谷束京骨,昆仑委中膀胱之。
中冲劳宫心包络,大陵间使传曲泽。
关冲液门中渚焦,阳池支沟天井索。
大敦行间太冲看,中封曲泉属于肝。
窍阴侠溪临泣胆,丘墟阳辅阳陵泉。

五腧穴在全身腧穴中占有极其重要的位置,为古代医家所重视,临床应用也十分广泛。《难经·六十八难》中记载:"井主心下满,荥主身热,腧主体重节痛,经主喘咳寒热,合主逆气而泄。"这就是五脏六腑井荥腧(输)经合所主之病。《灵枢·顺气一日分为四十》又说:"病在脏者取之井,病变于色者取之荥,病时间时甚者取之腧,病变于音者取之经,经满而血者,病在胃,及以饮食不节得病者,取之于合。"此外,根据《难经·六十九难》中"虚则补其母,实则泻其子"的理论,基于五腧穴的五行属性,以"生我者为母,我生者为子"的原则进行选穴,虚证选用母穴,实证选用子穴。这就是临床上所称的"补母泻子法",如肺属金,虚则取太渊(土),实则取尺泽(水)等。

(二)原穴

原穴是脏腑原气经过和留止的部位。十二经脉在腕、踝关节附近各有一个原穴,合为十二原穴。阴经的原穴即本经五腧穴的腧穴,阳经则于腧穴之外另有原穴。原穴名称首载于《灵枢·九针十二原》,该篇中提出了五脏原穴:"肺原处于太渊,心原出于大陵,肝原出于太冲,脾原出于太白,肾原出于太溪,以上诸穴左右各一,再加膏之原鸠尾和肓之原脖胦(气海),共为十二原。"《灵枢·本输》补充了六腑原穴:"大肠原过于合谷,胃原过于冲阳,小肠原过于腕骨,膀胱原过于京骨,三焦原过于阳池,胆原过于丘墟。"还指出了各原穴的位置,但缺心经原穴。《难经》在《黄帝内经》的基础上,以十二经脉为主体,提出五脏六腑均有一原穴,首次指出兑骨为少阴之原。其后,滑寿提出位于掌后锐骨之神门为手少阴心经之原。至此,十二经原穴得以补充完备,为后世所传承并沿用至今(见表5-11)。

表5-11　十二经原穴表

	经脉—穴位		
手三阴经	肺经—太渊	心经—神门	心包经—大陵
手三阳经	大肠经—合谷	小肠经—腕骨	三焦经—阳池
足三阴经	脾经—太白	肾经—太溪	肝经—太冲
足三阳经	胃经—冲阳	膀胱经—京骨	胆经—丘墟

为方便记忆,我国古代医家总结出了下面这首《十二经原穴歌》:

十二经原穴歌

阳明大肠合谷强,胃经疼痛取冲阳。
太阳小肠原腕骨,膀胱原穴京骨上。
三焦阳池胆丘墟,肺觅太渊脾太白。
心包疾发大陵治,肝原太冲按摩良。
少阳心经神门在,肾寻太溪是良方。
督脉无原求百会,任脉膻中乳中央。

十二经脉在四肢部各有一原穴。《难经·六十六难》在阐述原穴的意义时说:"脐下肾间动气者,人之生命也,十二经之根本也,故名曰原(气)。三焦者,原气之别使也,主通行三气(上焦、中焦、下焦),经历于五脏六腑;原者,三焦之尊号也,故所止辄为原(穴),五脏六腑之有病者皆取其原(穴)也。"这是指原穴关系到原气,原气来自"脐下肾间",通过三焦散布于四肢,其驻留的部位就称原穴。《灵枢·九针十二原》曰:"五脏有疾也,应出十二原。十二原各有所出,明知其原,睹其应,而知五脏之害矣。"

97

原穴在临床上主要用于脏腑疾病的诊断和治疗。"五脏有疾,当取之十二原",当脏腑发生病变时,会在原穴表现出来,根据原穴部位出现的异常变化,可以推测判断脏腑功能的盛衰、气血盈亏的变化。针刺原穴能使三焦原气通达,从而发挥其维护正气、抗御病邪的作用,这说明原穴有调整其脏腑经络虚实各证的功能。

(三)络穴

十五络脉从经脉分出处各有一个腧穴,称为"络穴",又称"十五络穴"(见表5-12)。"络穴"这一名称首载于《灵枢·经脉》篇。《素问·平人气象论》中记载:"胃之大络,名曰虚里,贯膈络肺,出于左乳下,其动应衣,脉宗气也。"故又有"十六络"之说。

表5-12　十五络穴表

	经脉—穴位		
手三阴经	肺经—列缺	心经—通里	心包经—内关
手三阳经	大肠经—偏历	小肠经—支正	三焦经—外关
足三阴经	脾经—公孙	肾经—大钟	肝经—蠡沟
足三阳经	胃经—丰隆	膀胱经—飞扬	胆经—光明
任、督、脾大络	任脉—鸠尾	督脉—长强	脾大络—大包

为方便记忆,我国古代医家总结出了下面这首《十五络穴歌》:

十五络穴歌

人身络穴一十五,我今逐一从头举。

手太阴络为列缺,手少阴络即通里。

手厥阴络为内关,手太阳络支正是。

手阳明络偏历当,手少阳络外关位。

足太阳络号飞扬,足阳明络丰隆记。

足少阳络为光明,足太阴络公孙寄。

足少阴络名大钟,足厥阴络蠡沟配。

阳督之络号长强,阴任之络号鸠尾。

脾之大络为大包,十五络脉君须记。

络穴的临床应用以治疗其所属络脉的病证为主,如手少阴心经别络实则胸中支满,虚则不能言语,皆可取其络穴通里治疗。络穴还可沟通表里两经,故有"一络通两经"之说。络穴不仅能治本经病,也能治相表里的经脉的病证,如手太阴肺经的络穴列缺既能治肺经的咳嗽、喘息,又能治相表里的手阳明大肠经的齿痛、头项疼痛等疾患。络穴在临床应用时既可单独使用,也可与其相表里经的原穴配合,称为"原络配穴法"。

(四)郄穴

郄穴是各经经气深聚的部位。十二经各有一个郄穴,阴维脉、阳维脉、阴跷脉、阳跷脉也各有一个郄穴,一共十六个郄穴。除足阳明胃经的梁丘外,郄穴都分布在肘、膝关节以下(见表5-13)。

表5-13 十六郄穴表

阴经	郄穴	阳经	郄穴
手太阴肺经	孔最	手阳明大肠经	温溜
手厥阴心包经	郄门	手少阳三焦经	会宗
手少阴心经	阴郄	手太阳小肠经	养老
足太阴脾经	地机	足阳明胃经	梁丘
足厥阴肝经	中都	足少阳胆经	外丘
足少阴肾经	水泉	足太阳膀胱经	金门
阴维脉	筑宾	阳维脉	阳交
阴跷脉	交信	阳跷脉	跗阳

为方便记忆,我国古代医家总结出了下面这首《十六郄穴歌》:

十六郄穴歌

郄义即孔隙,本属气血聚。

肺向孔最取,大肠温溜别。

胃经是梁丘,脾属地机穴。

心则取阴郄,小肠养老列。

膀胱金门守,肾向水泉施。

心包郄门刺,三焦会宗持。

胆郄在外丘，肝经中都是。

阳跷跗阳走，阴跷交信期。

阳维阳交穴，阴维筑宾和。

郄穴的名称和位置首载于《针灸甲乙经》，临床上常用来治疗本经循行部位及所属脏腑的急性病证。阴经郄穴多治血证，如手太阴肺经的郄穴孔最治咳血，足厥阴肝经的郄穴中都治崩漏；阳经郄穴多治急性疼痛，如颈项痛取足少阳胆经郄穴外丘，胃脘疼痛取足阳明胃经郄穴梁丘等。

（五）背俞穴

背俞穴是脏腑之气输注于腰背部的腧穴，属足太阳膀胱经的经穴。背俞穴全部分布于背部足太阳膀胱经的第一侧线上，即后正中线（督脉）旁开一寸半处，大体依脏腑位置上下排列。背俞穴首载于《灵枢·背俞》，但只记载了五脏背俞穴的位置和名称。至于六腑背俞穴，《素问·气府论篇》只提出"六腑之俞各六"，未列出具体学名和位置。至《脉经》，明确了除三焦俞、厥阴俞外的十个背俞穴。《针灸甲乙经》又补充了三焦俞，最后由《千金方》补出厥阴俞一穴，背俞穴方始完备。背俞穴的名称按上下位置排列如表5-14所示。

表5-14　脏腑背俞穴表

上部	背俞	下部	背俞
肺	肺俞	胃	胃俞
心包	厥阴俞	三焦	三焦俞
心	心俞	肾	肾俞
肝	肝俞	大肠	大肠俞
胆	胆俞	小肠	小肠俞
脾	脾俞	膀胱	膀胱俞

为方便记忆，我国古代医家总结出了下面这首《十二背俞穴歌》：

十二背俞穴歌

三椎肺俞厥阴四，心五肝九十胆俞。

十一脾俞十二胃，十三三焦椎旁居。

肾俞却与命门平，十四椎外穴是真。

大肠十六小十八，膀胱俞与十九平。

背俞穴是五脏六腑之气转输、聚集于背部的重要腧穴,各背俞穴与各脏腑内外相应,因此各脏腑无论在生理上还是在病理上都与相应的背俞穴密切相关。《灵枢·背俞》中记载:"则欲得而验之,按其处,应在中而痛解,乃其俞也。"当背俞穴局部出现各种异常反应,如结节、陷下、条索状物、压痛、过敏、出血点、丘疹及温度变化时,往往提示相关脏腑的功能异常。背俞穴不仅能用于诊断相应的脏腑病症,也可以治疗与五脏相关的五官七窍、皮肉筋骨等病症。如肝俞既能治疗肝病,又能治疗与肝相关的目疾、筋疾等病症。背俞穴在临床上往往与相应的募穴相配,称为"俞募配穴法",用以治疗有关脏腑病症。

（六）募穴

募穴是脏腑之气输注于胸腹部的腧穴,又称为"腹募穴"。"募"有聚集、汇合之意。六脏六腑各有一募穴,共十二个。募穴均位于胸腹部有关经脉上,其位置与相关脏腑所处的部位相近。"募穴"一词始见于《素问·奇病论》:"胆虚气上溢而口为之苦,治之以胆募俞。"《难经·六十七难》云"五脏募在阴而俞在阳",指出了俞穴和募穴的分布规律。《脉经》中记载了除心包、三焦以外的十个脏腑募穴。《针灸甲乙经》补出了三焦募穴石门,后人又补充了心包募穴膻中,至此募穴始臻完备(见表5-15)。

表 5-15　十二募穴表

两侧		正中	
脏腑	募穴	募穴	脏腑
肺	中府	膻中	心包
肝	期门	巨阙	心
胆	日月	中脘	胃
脾	章门	石门	三焦
肾	京门	关元	小肠
大肠	天枢	中级	膀胱

为方便记忆,我国古代医家总结出了下面这首《十二募穴歌》:

十二募穴歌

天枢大肠肺中府,关元小肠巨阙心。

中极膀胱京门肾,胆日月肝期门寻。

脾募章门胃中脘,气化三焦石门针。

心包募穴何处取? 胸前膻中觅浅深。

募穴在临床上多用于治腑病,《素问·阴阳应象大论》中提到"阳病治阴",说明募穴对六腑病症有特殊的疗效,如胃病取中脘,胆病取日月,大肠病取天枢,膀胱病取中极等。因为募穴接近脏腑,所以不论病生于内抑或邪犯于外,均可在相应的募穴上出现异常反应,如压痛、酸胀、过敏等。临床上根据这些反应,可以辅助诊断相应的脏腑病症。关于这方面的内容,早在《圣惠方》中已有记载,如"天枢隐隐而痛者,大肠疽也;上肉微起者,大肠痈也。期门隐隐而痛者,肝疽也,上肉微起者,肝痈也"。募穴的主治功能与背俞穴有共同之处,募穴对于脏腑病属于邻近取穴,临床上多与四肢远道穴配用,如脏病配用原穴,腑病配用合穴,又可与背俞穴配合使用。俞募同用称为"前后配穴"。

(七)下合穴

六腑之气下合于下肢足三阳经的腧穴,称为"下合穴",又称"六腑下合穴"。下合穴首见于《灵枢》,《灵枢·本输》中指出:"六腑皆出足之三阳,上合于手者也。"说明六腑之气都通向下肢,在足三阳经上各有合穴,而手三阳经上又有上下相合的关系。《灵枢·邪气脏腑病形》提出了"合治六腑"的理论。《灵枢·本输》中提到"大肠、小肠皆属于胃",所以二合穴均在胃经上。至于三焦的合穴,因三焦"决渎之官,水道出焉",与膀胱均为水液之腑,都具有调节水液代谢的作用,故位于足太阳膀胱经上(见表5-16)。

表5-16 下合穴表

六腑	胃经	大肠	小肠	膀胱	三焦	胆
下合穴	足三里	上巨虚	下巨虚	委中	委阳	阳陵泉

为方便记忆,我国古代医家总结出了下面这首《下合穴歌》:

下合穴歌

　　胃经下合三里乡，上下巨虚大小肠。
　　膀胱当合委中穴，三焦下合属委阳。
　　胆经之合阳陵泉，腑病用之效必彰。

　　下合穴是六腑气血汇聚于下肢三阳经的部位，六腑下合穴是脉气从足三阳经上分出注入六腑的部位，所以和六腑的关系密切。因此，下合穴主要用于治疗六腑疾病，《灵枢·邪气脏腑病形》指出"合治内腑"，概括了下合穴的主治特点，如足三里治疗胃脘痛，下巨虚治疗泄泻，上巨虚治疗肠痈、痢疾等。另外，下合穴也可协助诊断，如小肠的下合穴在胃经的下巨虚穴，如有疼痛或其他异常感觉，可以推知有小肠疾病、阑尾炎等。

（八）八会穴

　　八会穴是脏、腑、筋、脉、气、血、骨、髓八者精气汇聚的腧穴。八会穴首见于《难经·四十五难》："经言八会者，何也？然，府会太仓（中脘）、藏会季胁（章门）、筋会阳陵泉、髓会绝骨（悬钟）、血会膈俞、骨会大杼、脉会太渊、气会三焦外一筋直两乳内也（膻中）。热病在内者，取其会之气穴也。"即脏会章门，腑会中脘，气会膻中，血会膈俞，筋会阳陵泉，脉会太渊，骨会大杼，髓会绝骨（见表5-17）。这八个特定腧穴除了能治疗所在经脉的病症之外，还具有特殊的治疗效果，如章门为脏之会穴，因五脏皆禀于脾，为脾之募穴；中脘为腑之会穴，因六腑皆禀于胃，为胃之募穴；膻中为气之会穴，因其为宗气之所聚，为心包之募穴等。

表5-17　八会穴表

八会	脏会	腑会	气会	血会	筋会	脉会	骨会	髓会
穴位	章门	中脘	膻中	膈俞	阳陵泉	太渊	大杼	绝骨

　　为方便记忆，我国古代医家总结出了下面这首《八会穴歌》：

八会穴歌

　　腑会中脘脏章门，髓会绝骨筋阳陵。
　　血会膈俞骨大杼，脉太渊气膻中存。

临床上一般以八会穴各取其所关而治,如血病取膈俞,气病取膻中,筋病取阳陵泉,脉病取太渊等。另外,《难经·四十五难》还记载"热病在内者,取其会之气穴也",说明八会穴还可以用来治疗某些热病。

(九)八脉交会穴

八脉交会穴又称"流注八穴""交经八穴"等,是指十二经脉与奇经八脉相通的八个腧穴,包括公孙、内关、后溪、申脉、外关、足临泣、列缺、照海。八穴的记载首见于窦汉卿的《针经指南》,当时称"交经八穴",据说是"少室隐者之所传",得知于"山人宋子华"之手。此后,明代刘纯的《医经小学》和徐凤的《针灸大全》始称此为八脉交会穴。

八穴与奇经八脉的交会关系中,公孙通于冲脉,内关通于阴维脉,两脉合于心、胸、胃;后溪通于督脉,申脉通于阳跷脉,两脉合于目内眦、耳、颈项、肩胛、小肠、膀胱;足临泣通于带脉,外关通于阳维脉,两脉合于目外眦、耳后、颊、颈、肩;列缺通于任脉,照海通于阴跷脉,两脉合于肺系、咽喉、胸膈(见表5-18)。

表5-18 八脉交会穴表

经属	八穴	通八脉	治疗部位
足太阴	公孙	冲脉	胃、心、胸
手厥阴	内关	阴维脉	
手少阳	外关	阳维脉	目外眦、耳后、颊、颈、肩
足少阳	足临泣	带脉	
手太阳	后溪	督脉	目内眦、颈项、耳、肩胛、小肠、膀胱
足太阳	申脉	阳跷脉	
手太阴	列缺	任脉	胸、肺、膈、咽喉
足少阴	照海	阴跷脉	

为方便记忆,我国古代医家总结出了下面这首《八脉交会穴歌》:

八脉交会穴歌

公孙冲脉胃心胸,内关阴维下总同。

临泣胆经连带脉,阳维目锐外关逢。

后溪督脉内眦颈，申脉阳跷络亦通。

列缺任脉行肺系，阴跷照海膈喉咙。

八脉交会穴作为奇经八脉与十二经脉之间的联系枢纽，决定了其在经络、腧穴及证候中的统领作用。在临床应用上，八脉交会穴既可以治疗各自所属经脉的病症，也可以治疗所相通奇经的病症。如公孙通冲脉，公孙既可以治疗足太阴脾经的病症，又可以治疗冲脉病症；内关通阴维脉，内关既可以治疗手厥阴心包经的病症，又可以治疗阴维脉病症。

八脉交会穴还可以上下配合应用，如公孙配内关，治疗胃、心、胸部病症等。八脉交会穴在临床上的应用十分广泛，历代医家也都十分重视八脉交会穴的应用，如《医学入门》中记载："八法者，奇经八穴为要，乃十二经之大会也。"又说："周身三百六十穴统于手足六十六穴，六十六穴又统于八血，故谓之奇经。"从而明确指出了八脉交会穴的精义所在，强调了八脉交会穴的重要作用。

（十）交会穴

两条或两条以上的经脉在循行过程中互相交会，在交会部位的腧穴就称为交会穴。交会穴多位于头面和躯干部，一般阳经与阳经交会，阴经与阴经交会。交会穴首见于《针灸甲乙经》。交会穴能治本经的疾病，也能兼治所交会经脉的疾病。如大椎是督脉的经穴，又与手足三阳经相交会，它既可治督脉之疾，又可治诸阳经的全身性疾患；三阴交是足太阴脾经的经穴，又与足少阴肾经和足厥阴肝经相交会，因此既能治脾经病，也能治肝、肾两经的疾病。

第四节　腧穴定位法

腧穴定位法又称"取穴法"，是指确定腧穴位置的基本方法。在针灸治疗过程中，治疗效果的好坏与选穴是否准确有直接关系，因此准确地选取腧穴一直为历代医家所重视。临床上常用的腧穴定位法有体表标志法、骨度分寸法、"指寸"定位法和简便取穴法。

一、成人腧穴定位法

（一）体表标志法

体表标志法是以人体五官、毛发、指甲、乳头、脐窝、骨关节和肌肉隆起等部位作为标志，来确定腧穴部位的方法。体表标志法可分为固定标志法和活动标志法两类。

1.固定标志法

固定标志法是以人体表面固定不移又有明显特征的部位作为取穴标志的方法，该法以人的五官、爪甲、乳头、肚脐等作为取穴标志，如鼻尖取素髎，两眉中间取印堂，腓骨头前下方凹陷处取阳陵泉等。

2.活动标志法

活动标志法是根据人体某局部活动后出现的隆起、凹陷、孔隙、皱纹等作为取穴标志的方法，又称为"姿势取穴法"，如屈肘时肘横纹头处取曲池，咀嚼时咬肌出现的隆起处取颊车，张口取耳门、听宫、听会，闭口取下关等。

（二）骨度分寸法

骨度分寸法是以骨节为主要标志测量周身各部的大小、长短，并依其比例折算尺寸作为定穴标准的方法，又称为"骨度法"。骨度作为定位标准始见于《黄帝内经太素》，因骨度分寸按照骨度折量而来，人体各部位之间又存在着相对稳定的比例关系，故此方法可适用于所有人。现代使用的骨度分寸法是以《灵枢·骨度》规定的人体各部为基础，即所测量的人体高度为七尺五寸，其横度（两臂外展，双手平伸，以中指端为准）也是七尺五寸。取用时，将设定的两骨节点之间的长度折量为一定的等份，每一等份为一寸，十等份为一尺。不论男女老幼、高矮肥瘦，只要部位相同，其尺寸便相同（见表5-19和图5-6）。

表5-19　常用骨度表

部位	起止点	折量寸	度量法	说明
头面部	前发际正中至后发际正中	12	直寸	用于确定头部腧穴的纵向距离
	眉间（印堂）至前发际正中	3	直寸	用于确定前或后发际及其与头部腧穴的纵向距离
	两额角发际（头维）之间	9	横寸	用于确定头面部腧穴的横向距离
	耳后两乳突（完骨）之间	9	横寸	用于确定头后部腧穴的横向距离
胸腹胁部	胸骨上窝（天突）至剑胸结合中点（歧骨）	9	直寸	用于确定胸部任脉腧穴的纵向距离
	剑胸结合中点（歧骨）至脐中	8	直寸	用于确定上腹部腧穴的纵向距离
	脐中至耻骨联合上缘（曲骨）	5	直寸	用于确定下腹部腧穴的纵向距离
	两肩胛骨喙突内侧缘之间	12	横寸	用于确定胸部腧穴的横向距离
	两乳头之间	8	横寸	用于确定胸腹部腧穴的横向距离
背腰部	肩胛骨内侧缘至后正中线	3	横寸	用于确定腰背部腧穴的横向距离
上肢部	腋前、后纹头至肘横纹（平尺骨鹰嘴）	9	直寸	用于确定上臂部腧穴的纵向距离
	肘横纹（平尺骨鹰嘴）至腕掌（背）侧远端横纹	12	直寸	用于确定前臂部腧穴的纵向距离
下肢部	耻骨联合上缘至髌底	18	直寸	用于确定大腿部腧穴的纵向距离
	髌底至髌尖	2	直寸	
	髌尖（膝中）至内踝尖	15	直寸	用于确定小腿内侧部腧穴的纵向距离
	胫骨内侧髁下方阴陵泉至内踝尖	13	直寸	
	股骨大转子至腘横纹（平髌尖）	19	直寸	用于确定大腿后部腧穴的纵向距离
	臀沟至腘横纹	14	直寸	用于确定大腿后部腧穴的纵向距离
	腘横纹（平髌尖）至外踝尖	16	直寸	用于确定小腿外侧部腧穴的纵向距离
	内踝尖至足底	13	直寸	用于确定足外侧部腧穴的纵向距离

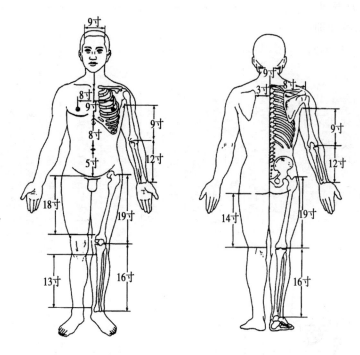

图 5-6　常用骨度身寸示意图

(三)"指寸"定位法

"指寸"定位法即依照被取穴者本人手指的长度和宽度为标准来取穴,又称"指量法"或"手指同身寸取穴法"。《千金要方》载:"凡孔穴在身,皆是脏腑荣卫,血脉流通,表里往来,各有所主,临时救难,必在审详。人有老少,体有长短,肤有肥瘦,皆需精思商量,准而折之,无得一概,致有差失。其尺寸之法,依古者八寸为尺。仍取病者男左女右手中指上第一节为一寸,亦有长短不定者,即取手大拇指第一节横度为一寸,以意消息,巧掘在人。"临床上常用的有中指同身寸、拇指同身寸和横指同身寸三种(见图 5-7)。

1.中指同身寸

以被取穴者的中指中节桡侧两端纹头(拇中指屈曲成环形)之间的距离作为一寸,称为"中指同身寸"。《太平圣惠方》曰:"今取男左女右手中指第二节内度两横纹,相去为一寸。"这就是后人所说的"中指同身寸"。该法一直应用至今,应用颇为广泛。中指同身寸适用于四肢部腧穴的纵向比量以及背腰部腧穴的横向定位。

2.拇指同身寸

拇指同身寸即以被取穴者拇指的指间关节的宽度作为一寸。拇指同身寸首见于《千金要方》："手中指上第一节为一寸,亦有长短不定者,即取手拇指第一节横度为一寸。"此法常用于四肢部位。

3.横指同身寸

横指同身寸又称"一夫法",被取穴者食指、中指、无名指、小指四指并拢,以中指中节横纹为准,四指的宽度为三寸。《备急千金要方》中云："凡量一夫之法,覆手并舒四指,对度四指上中节上横过为一夫。"又说："并舒三指,亦称一夫法。"横指同身寸多用于上下肢、下腹部的直寸,以及背部的横寸取穴。

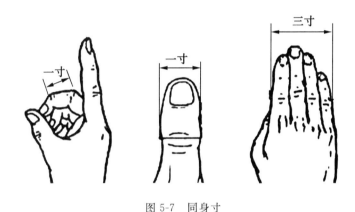

图 5-7　同身寸

（四）简便取穴法

简便取穴法是临床上一种简便易行的取穴方法,具有取穴迅速、准确的特点,也是一种辅助取穴方法。本方法多采用自然体表标志、动作体表标志等反映出穴位所在,如直立时双臂自然下垂,中指端大腿上取风市;两手虎口交叉,食指自然平直尽端取列缺;半握拳,中指端所指处取劳宫等。

在临床应用时,上述四种方法应相互结合,即主要采用体表标志法和骨度分寸法,而对少量难以采用这两种方法取穴的患者,可按情况与条件配合使用"指寸"定位法和简便取穴法。

二、小儿艾灸同身寸取穴法

小儿艾灸同身寸取穴法如图 5-8 所示。

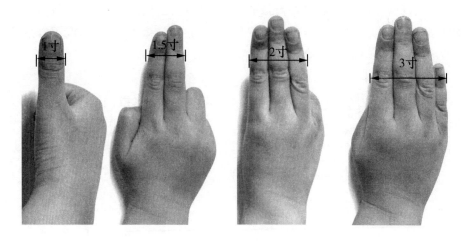

图 5-8　小儿艾灸同身寸取穴法

（一）1 寸

1.中指同身寸

中指同身寸是指把被测量者的中指中节屈曲时,手指内侧两端横纹头之间的距离看作 1 寸,可用于四肢部取穴的直穴和背部取穴的横寸。

2.拇指同身寸

拇指同身寸是以被测量者的拇指指间关节的宽度作为 1 寸,主要适用于四肢部的直寸取穴。

（二）1.5 寸

横指同身寸是指将被测量者的食指、中指、无名指和小指四指并拢,以中指指节（第二节）横纹处为准,食指与中指并拢为 1.5 寸。

（三）2 寸

将食指、中指、无名指三指并拢,以中指第一节横纹处为准,三指横量为 2 寸。

（四）3 寸

将被测量者的食指、中指、无名指和小指四指并拢,以中指中节（第二节）横纹处为准,四指横量作为 3 寸。

第五节　小儿艾灸常用穴位

一、头面部穴位

头面部穴位包括百会穴、上星穴、印堂穴、听宫穴、听会穴、神聪穴、角孙穴、风池穴、风府穴、天柱穴、颊车穴、迎香穴、人中（水沟穴）、太阳穴、四白穴、地仓穴、下关穴、睛明穴、翳风穴、丝空竹穴、阳白穴、承浆穴。

（一）百会穴

归经：督脉。

位置：两耳尖连线与头顶正中线的交点处，或前发际正中直上 5 寸。

功能：安神镇惊，升阳举陷。

主治：中风，痴呆，癫痫，癔症，头风，头晕，眩晕，耳鸣，惊悸，失眠，健忘，脱肛，阴挺，腹泻。

（二）上星穴

归经：督脉。

位置：前发际正中直上 1 寸。

功能：降浊升清。

主治：头痛，眩晕，目赤肿痛，迎风流泪，面赤肿，鼻渊，鼻出血，鼻痔，鼻痛，癫痫，痫证，小儿惊风，疟疾，热病。

（三）印堂穴

归经：督脉。

位置：两眉内侧端连线中点处。

功能：祛风通窍，明目醒神。

主治：头痛，眩晕，鼻渊，鼻衄，目赤肿痛，小儿惊风，失眠。

（四）听宫穴

归经：足太阳小肠经。

位置：面部，耳屏正中与下颌骨髁状突之间的凹陷中。

功能:聪耳开窍,舒经活络,安神定志。

主治:耳鸣、耳聋、聤耳等诸耳疾;齿痛,癫痫。

(五)听会穴

归经:足少阳胆经。

位置:面部,耳屏间切迹与下颌骨髁状突之间的凹陷中。

功能:开窍聪耳,通络止痛。

主治:耳鸣、耳聋、聤耳等诸耳疾,面痛、齿痛、口眼㖞斜等面口病症。

(六)神聪穴

归经:经外奇穴。

位置:头顶部,百会前后左右各 1 寸,共四穴。

功能:清利头目,醒脑开窍。

主治:头痛,眩晕,失眠,健忘,癫痫,目疾。

(七)角孙穴

归经:手少阳三焦经。

位置:头部,耳尖正对发际处。

功能:吸湿降浊。

主治:头痛,项强,目赤肿痛,目翳,齿痛,颊肿。

(八)风池穴

归经:足少阳胆经。

位置:颈后区,枕骨直下,胸锁乳突肌上端与斜方肌上端的凹陷中,平风府穴。

功能:平肝息风,清头利窍,祛风解表。

主治:中风、癫痫、头痛、眩晕、耳鸣等内风,感冒、鼻塞、衄血、目赤肿痛、羞明流泪、耳聋、口眼㖞斜等外风,颈项强痛。

(九)风府穴

归经:督脉。

位置:颈后区,枕外隆凸直下,两侧斜方肌之间的凹陷中。

功能:醒脑开窍,疏风清脑。

主治:中风,癫痫,癔症,眩晕,头痛,颈项强痛,咽喉肿痛,失声,目痛,鼻衄。

（十）天柱穴

归经:足太阳膀胱经。

位置:颈后区,横平第2颈椎棘突上际,斜方肌外缘的凹陷中。

功能:舒经活络,清头明目。

主治:眩晕,后头痛,项强,肩背腰痛,鼻塞,癫痫,热病。

（十一）颊车穴

归经:足阳明胃经。

位置:下颌角前上方一横指,用力咀嚼时咬肌隆起处。

功能:开窍醒神,疏风止痛。

主治:齿痛,牙关不利,颊肿,面肌痉挛,口角㖞斜。

（十二）迎香穴

归经:手阳明大肠经。

位置:鼻翼旁开0.5寸,鼻唇沟中。

功能:宣肺气,通鼻窍。

主治:鼻塞,鼽衄,口㖞,胆道蛔虫症。

（十三）人中(水沟穴)

归经:督脉。

位置:人中沟正中线上1/3与下2/3的交界处。

功能:醒神开窍,息风止痉,通利腰脊,祛风通络。

主治:昏迷,晕厥,中风,中暑,癔症,癫痫,急、慢惊风,鼻塞,鼻衄,面肿,口㖞,齿痛,牙关紧闭,闪挫腰痛。

（十四）太阳穴

归经:经外奇穴。

位置:眉后凹陷处。

功能:疏风解表,清热明目,止头痛。

主治:头痛,目疾,面瘫。

（十五）四白穴

归经:足阳明胃经。

位置:面部,眶下孔处。

功能:清热明目,疏风止痉,通络止痛。

主治:目疾(目赤肿痛、目翳、眼睑瞤动、迎风流泪),口眼㖞斜,三叉神经痛,面肌痉挛,头痛,眩晕。

（十六）地仓穴

归经:足阳明胃经。

位置:面部,口角旁开 0.4 寸。

功能:疏风止痉,通络止痛。

主治:口角㖞斜,流涎,齿痛,流泪,唇缓不收,三叉神经痛。

（十七）下关穴

归经:足阳明胃经。

位置:面部,颧弓下缘中央与下颌切迹之间的凹陷中。

功能:祛风止痛,聪耳通络。

主治:牙关开合不利,齿痛,三叉神经痛,口眼㖞斜,耳鸣,耳聋,聤耳。

（十八）睛明穴

归经:足太阳膀胱经。

位置:面部,目内眦内上方,眶内侧壁凹陷中。

功能:清热明目,舒经活络。

主治:目赤肿痛、迎风流泪、目视不明、目眩、近视、夜盲、色盲等目疾,急性腰扭伤,坐骨神经痛。

（十九）翳风穴

归经:手少阳三焦经。

位置:颈部,耳垂后方,乳突下端前方凹陷中。

功能:聪耳利窍,祛风通络,化痰散结。

主治:耳鸣,耳聋,口眼㖞斜,牙关紧闭,齿痛,颊痛,瘰疬。

（二十）丝空竹穴

归经：手少阳三焦经。

位置：面部，眉梢凹陷中。

功能：清热疏风，平肝息风。

主治：癫痫，头痛，眩晕，目赤肿痛，眼睑瞤动，齿痛。

（二十一）阳白穴

归经：足少阳胆经。

位置：目正视，瞳孔直上，眉上1寸。

功能：疏风清热，通络明目。

主治：头痛，口眼㖞斜、眼睑下垂、目眩、目痛、视物模糊、眼睑瞤动等目疾。

（二十二）承浆穴

归经：任脉。

位置：面部，颏唇沟的正中凹陷处。

功能：祛风邪火，宁心安神。

主治：口㖞，齿龈肿痛，流涎，暴喑，癫痫。

二、上肢部穴位

上肢部穴位包括天府穴、曲池穴、尺泽穴、列缺穴、内关穴、神门穴、少府穴、外劳宫、鱼际穴、太渊穴、少商穴、外关穴、合谷穴、阳池穴、中渚穴、后溪穴、中冲穴、四缝穴。

（一）天府穴

归经：手太阴肺经。

位置：臂内侧面，肱二头肌桡侧缘，腋前纹头下3寸处。

功能：调肺气，清上焦，疏经络。

主治：咳嗽，气喘，鼻衄，瘿气，上臂内侧痛。

（二）曲池穴

归经：手阳明大肠经。

位置：屈肘成直角，肘横纹外侧纹头与肱骨外上髁连线的中点处。

功能：清热解表，利咽。

主治:手臂疼痛,上肢不遂,热病,高血压,癫狂,腹痛,吐泻,痢疾,咽喉肿痛,齿痛,目赤痛等五官疼痛,瘾疹,湿疹,瘰疬。

（三）尺泽穴

归经:手太阴肺经。

位置:肘屈,肘横纹上,肱二头肌腱桡侧缘凹陷中。

功能:滋阴润肺,宽胸理气,通络止痛。

主治:咳嗽,气喘,咳血,咽喉肿痛,肘臂挛痛,急性吐泻,中暑,小儿惊风。

（四）列缺穴

归经:手太阴肺经。

位置:桡骨茎突上方,腕横纹上 1.5 寸。

功能:宣肺散邪,醒脑开窍。

主治:咳嗽,气喘,咽喉肿痛,头痛、齿痛、项强、口眼㖞斜等头项疾患。

（五）内关穴

归经:手厥阴心包经。

位置:前臂前区,腕掌侧远端横纹上 2 寸,掌长肌腱与桡侧腕屈肌腱之间。

功能:宽胸理气,和胃止呕,舒经止痛,宁心安神。

主治:心痛,心悸,胸闷,胃痛,呕吐,呃逆,胁痛,胁下痞块,中风,眩晕,失眠,郁证,癫痫,偏头痛,热病,肘臂挛痛。

（六）神门穴

归经:手少阴心经。

位置:腕前区,腕掌侧远端横纹尺侧端,尺侧腕屈肌腱的桡侧缘。

功能:宁心安神。

主治:心痛、心烦、惊悸、怔忪、健忘、失眠、痴呆、癫痫等心与神志病变,头痛,眩晕,高血压,胸胁痛,目黄,呕吐,吐血。

（七）少府穴

归经:手少阴心经。

位置:横平第 5 掌指关节近端,第 4～5 掌骨关节之间。

功能:发散心火。

主治:心悸,善惊,胸痛,小便不利,遗尿,阴痒,阴痛,痈疡,小指挛痛。

(八)外劳宫

归经:手厥阴心包经

位置:掌区,横平第 3 掌指关节近端,第 2～3 掌骨之间,偏于第 3 掌骨。

功能:醒脑开窍,宽胸理气,清心泻火,祛风止痒。

主治:中风昏迷,中暑,心痛,烦闷,癫痫,口疮,口臭,鹅掌风。

(九)鱼际穴

归经:手太阴肺经。

位置:手外侧,第一掌骨桡侧中点,赤白肉际处。

功能:宣肺利咽,清热解表。

主治:咳嗽,咳血,发热,咽干,咽喉肿痛,失声,小儿疳积,乳痈,掌中热。

(十)太渊穴

归经:手太阴肺经。

位置:腕前区,桡骨茎突与舟状骨之间,拇长展肌腱尺侧凹陷中。

功能:宣肺利咽,益气复脉,通络止痛。

主治:咳嗽,气喘,咳血,胸痛,咽喉肿痛,无脉症,腕臂痛。

(十一)少商穴

归经:手太阴肺经。

位置:拇指桡侧指甲角旁约 0.1 寸。

功能:清热利咽,开窍。

主治:咽喉肿痛,鼻衄,咳嗽,高热,昏迷,癫痫。

(十二)外关穴

归经:手少阳三焦经。

位置:腕背横纹上 2 寸,尺桡骨之间。

功能:清热解表,通络止痛。

主治:热病,头痛,目赤肿痛,耳鸣,耳聋,瘰疬,胁肋痛,上肢痿痹不遂。

(十三)合谷穴

归经:手阳明大肠经。

位置:手背第1~2掌骨之间,近第2掌骨中点的桡侧。

功能:清热,通络,止痛。

主治:头痛、目赤肿痛、咽喉肿痛、失声、鼻衄、齿痛、口眼㖞斜、耳聋耳鸣等五官诸疾,诸痛症,热病,无汗,多汗,经闭,滞产。

(十四)阳池穴

归经:手少阳三焦经。

位置:腕后区,腕背侧远端横纹上,指伸肌腱的尺侧缘凹陷中。

功能:通络止痛,清头利窍,养阴润燥。

主治:目赤肿痛,耳聋,喉痹,消渴,口干,腕痛,肩臂痛。

(十五)中渚穴

归经:手少阳三焦经。

位置:手背第4~5掌骨间,第4掌关节近端凹陷中。

功能:通络止痛,清头利窍,和解少阳。

主治:头痛,目赤肿痛,耳鸣,耳聋,喉痹,热病,肩背肘臂酸痛,手指不能屈伸。

(十六)后溪穴

归经:手太阳小肠经。

位置:轻握拳,第5掌指关节尺侧后方,横纹头凹陷中赤白肉际处。

功能:清热,利小便。

主治:头项强痛,腰背痛,手指及肘臂挛痛,耳聋,目赤,目眩,咽喉肿痛,癫痫,疟疾。

(十七)中冲穴

归经:手厥阴心包经。

位置:中指末端最高点。

功能:醒神开窍,清心泄热。

主治:中风昏迷,舌强不语,中暑,昏厥,小儿惊风,热病。

(十八)四缝穴

归经:经外奇穴。

位置:第2～5指掌侧,近端指间关节横纹中央,一手四穴,左右共八穴。

功能:调节阴阳平衡。

主治:小儿疳积,百日咳。

三、胸腹部穴位

胸腹部穴位包括天突穴、膻中穴、鸠尾穴、中庭穴、中府穴、缺盆穴、巨阙穴、中脘穴、下脘穴、水分穴、神阙穴、章门穴、天枢穴、中极穴、梁门穴、期门穴、气海穴、关元穴、大横穴、水道穴、廉泉穴。

(一)天突穴

归经:任脉。

位置:胸骨上窝正中,正坐仰头取穴。

功能:理气化痰,降逆平喘,止呕。

主治:咳嗽,哮喘,胸痛,咽喉肿痛,暴喑,瘿气,梅核气,噎膈。

(二)膻中穴

归经:任脉。

位置:两乳头连线中点,胸骨中线上,平第4肋间隙。

功能:宽胸理气,止咳化痰。

主治:咳嗽,气喘,胸闷,心痛,噎膈,呃逆,产后乳少,乳痈。

(三)鸠尾穴

归经:任脉。

位置:前正中线上,脐上7寸,或剑突下胸剑联合下1寸处。

功能:安心宁神,宽胸定喘,收引水湿。

主治:癫痫,胸满,咳喘,皮肤痛或瘙痒。

(四)中庭穴

归经:任脉。

位置:胸剑联合的中点处,即胸剑结合部。

功能:宽胸理气,降逆止呕。

主治:胸腹胀满,噎膈,呕吐,心痛,梅核气。

（五）中府穴

归经：手太阴肺经。

位置：胸部，横平第1肋间隙，锁骨下窝外侧，前正中线旁开6寸。

功能：宣肺利气，通络止痛。

主治：咳嗽、气喘、胸闷、胸痛等胸肺疾患，呃逆。

（六）缺盆穴

归经：足阳明胃经。

位置：颈外侧区，锁骨上大窝，锁骨上缘凹陷中，前正中线旁开4寸。

功能：宣肺调气，清热散结。

主治：咳嗽，气喘，咽喉肿痛，骨盆中痛，瘰疬。

（七）巨阙穴

归经：任脉。

位置：上腹部，前正中线上，当脐中上6寸。

功能：募集心经气血。

主治：胸痛，心痛，心烦，惊悸，癫痫，健忘，胸满气短，咳逆上气，腹胀暴痛，呕吐，呃逆，噎膈，吞酸，黄疸，泄利。

（八）中脘穴

归经：任脉。

位置：前正中线，脐上4寸处。

功能：健脾和胃，消食和中。

主治：胃痛，腹胀，纳呆，呕吐，吞酸，呃逆，疳积，黄疸，癫痫，脏躁，尸厥，失眠，惊悸，哮喘。

（九）下脘穴

归经：任脉。

位置：前正中线上，脐上2寸。

功能：健脾和胃。

主治：腹痛，腹胀，腹泻，呕吐，完谷不化，小儿疳积，痞块。

（十）水分穴

归经:任脉。

位置:上腹部,前正中线上,脐中上1寸。

功能:分流水湿。

主治:水肿,小便不利,腹痛,腹泻,胃返吐食。

（十一）神阙穴

归经:任脉。

位置:脐区,脐中央。

功能:回阳固脱,健脾利湿。

主治:回阳暴脱,形神俱疲,尸厥,风痫,腹痛,腹胀,腹泻,痢疾,便秘,脱肛,水肿,鼓胀,小便不利。

（十二）章门穴

归经:足厥阴肝经。

位置:侧腹部,在第11肋游离端下际。

功能:健脾消痞,疏肝利胆。

主治:腹痛、腹胀、肠鸣、腹泻、呕吐等胃肠疾病,胁痛、黄疸、痞块等肝脾病症,小儿疳积。

（十三）天枢穴

归经:足阳明胃经。

位置:脐旁2寸。

功能:疏调大肠,理气消滞。

主治:腹痛、腹胀、肠鸣泄泻、便秘、痢疾等肠胃疾病,月经不调,痛经,水肿,疝气。

（十四）中极穴

归经:任脉。

位置:下腹部,脐中下4寸,前正中线上。

功能:通利小便,益肾调经。

主治:遗尿,小便不利,癃闭,遗精,阳痿,不育,月经不调,崩漏,阴挺,阴痒,不孕,产后恶露不止,带下。

（十五）梁门穴

归经：足阳明胃经。

位置：上腹部,脐中上 4 寸,前正中线旁开 2 寸。

功能：消积和胃。

主治：胃痛、呕吐、腹胀、大便溏薄等胃肠病。

（十六）期门穴

归经：足厥阴肝经。

位置：胸部第 6 肋间隙,前正中线旁开 4 寸。

功能：疏肝理气,和胃降逆,解郁通乳。

主治：胸肋胀痛、呕吐、吞酸、呃逆、腹胀、腹泻等肝胃病症,乳痈,奔豚气,伤寒热入血室。

（十七）气海穴

归经：任脉。

位置：下腹部,脐中下 1.5 寸,前正中线上。

功能：升阳补气,益肾调经,通调二便。

主治：虚脱,形体羸瘦,脏器衰惫,乏力,水谷不化,绕脐疼痛,腹泻,痢疾,便秘,小便不利,遗尿,遗精,阳痿,疝气,月经不调,痛经,经闭,崩漏,带下,阴挺,产后恶露不止,胞衣不下,水肿,气喘。

（十八）关元穴

归经：任脉。

位置：下腹部,脐中下 3 寸,前正中线上。

功能：升阳举陷,益肾调经,通利小便,健脾止泻。

主治：中风脱证,虚劳冷惫,少腹疼痛,腹泻,痢疾,脱肛,疝气,便血,尿血,尿闭,尿频,遗精,阳痿,早泄,白浊,月经不调,痛经,闭经,崩漏,带下,阴挺,恶露不尽,胞衣不下。

（十九）大横穴

归经：足太阴脾经。

位置：腹部,脐中旁开 4 寸。

功能：通腑理肠。

主治:腹痛,腹泻,便秘。

(二十)水道穴

归经:足阳明胃经。

位置:上腹部,脐中下3寸,前正中线旁开2寸。

功能:清湿热,利膀胱,通水道。

主治:小腹胀满,腹痛,小便不利,疝气,痛经,不孕。

(二十一)廉泉穴

归经:任脉。

位置:颈前区,喉结上方,舌骨上缘凹陷中,前正中线上。

功能:收引阴液。

主治:舌强不语,暴喑,喉痹,吞咽困难,舌缓流涎,舌下肿痛,口舌生疮。

四、腰背骶部穴位

腰背骶部穴位包括大椎穴、肩井穴、定喘穴、至阳穴、风门穴、身柱穴、天宗穴、肺俞穴、灵台穴、膈俞穴、肝俞穴、胆俞穴、脾俞穴、命门穴、肾俞穴、腰阳关穴、大肠俞、小肠俞、长强穴、膀胱俞。

(一)大椎穴

归经:督脉。

位置:后正中线第7颈椎棘突与第1胸椎棘突之间的凹陷处。

功能:清热解表,通经活络。

主治:热病,疟疾,恶寒发热,咳嗽,气喘,胸痛,骨蒸潮热,癫痫,小儿惊风,项强,脊痛,风疹,痤疮。

(二)肩井穴

归经:足少阳胆经。

位置:在肩上,督脉大椎穴与肩峰连线中点的筋肉处。

功能:宣通气血,解表发汗,通窍行气。

主治:颈项强痛,肩背疼痛,上肢不遂,难产、乳痈、乳汁不下等妇产科及乳房疾患,瘰疬。

（三）定喘穴

归经：经外奇穴。

位置：背部，当第7颈椎棘突下，旁开0.5寸。

功能：止咳平喘，通宣理肺。

主治：哮喘，咳嗽，肩背痛，落枕。

（四）至阳穴

归经：督脉。

位置：后正中线上，第7胸椎棘突下凹陷中。

功能：疏肝利胆，止咳平喘，强壮腰脊。

主治：黄疸，胸胁支满，咳嗽，气喘，腰背疼痛，脊强。

（五）风门穴

归经：足太阳膀胱经。

位置：第2胸椎棘突下，督脉旁开1.5寸处。

功能：解表通络。

主治：感冒，咳嗽，发热，头痛，项强，胸背痛。

（六）身柱穴

归经：督脉。

位置：后正中线上，第3胸椎棘突下凹陷中。

功能：宣肺清热，宁神镇咳。

主治：身热头痛，咳嗽，气喘，惊厥，癫痫，腰脊强痛，疔疮发背。

（七）天宗穴

归经：手太阳小肠经。

位置：肩胛区，肩胛冈中点与肩胛骨下角连线上1/3与下2/3交点的凹陷中。

功能：舒经活络，行气宽胸，通乳散结。

主治：肩胛疼痛，肩背部损伤，气喘，乳痈。

（八）肺俞穴

归经：足太阳膀胱经。

位置:第3胸椎棘突下,督脉旁开1.5寸处。

功能:益气补肺,止咳化痰。

主治:咳嗽、气喘、胸满、鼻塞、咯血等肺疾,骨蒸潮热,盗汗,背痛。

(九)灵台穴

归经:督脉。

位置:后正中线上,第6胸椎棘突下的凹陷中。

功能:清热化湿,止咳定喘。

主治:咳嗽,气喘,脊痛,项强,疔疮。

(十)膈俞穴

归经:足太阳膀胱经。

位置:脊柱区,第7胸椎棘突下,后正中线旁开1.5寸。

功能:和胃降逆,养血止血,清热凉血,益气养阴。

主治:胃脘痛,呕吐,呃逆,气喘,吐血,贫血等血症,湿疹,皮肤瘙痒,潮热,盗汗。

(十一)肝俞穴

归经:足太阳膀胱经。

位置:脊柱区,第9胸椎棘突下,后正中线旁开1.5寸。

功能:疏肝利胆,清热明目,息风定志,活血止痉。

主治:黄疸,胁痛,吐血,目赤,眩晕,夜盲,癫痫,脊背痛。

(十二)胆俞穴

归经:足太阳膀胱经。

位置:脊柱区,第10胸椎棘突下,后正中线旁开1.5寸。

功能:疏肝利胆,养阴补虚。

主治:黄疸,口苦,胁痛,呕吐,食古不化,肺痨,潮热。

(十三)脾俞穴

归经:足太阳膀胱经。

位置:第11胸椎棘突下,督脉旁开1.5寸处。

功能:健脾和胃,消食祛湿。

主治:腹胀,纳呆,呕吐,腹泻,痢疾,便血,水肿,背痛。

(十四)命门穴

归经:督脉。

位置:后正中线上,第 2 腰椎棘突下的凹陷中。

功能:补肾培元,强壮腰脊。

主治:腰脊强痛,下肢痿痹,月经不调,赤白带下,痛经,经闭,不孕,遗精,阳痿,精冷不育,小便频数,小腹冷痛,腹泻。

(十五)肾俞穴

归经:足太阳膀胱经。

位置:第 2 腰椎棘突下,督脉旁开 1.5 寸处。

功能:滋阴壮阳,补益肾元。

主治:耳鸣,耳聋,腰痛,遗精,遗尿,阳痿,月经不调,带下,不孕,不育,小便不利,水肿,消渴,咳喘少气。

(十六)腰阳关穴

归经:督脉。

位置:脊柱区,第 4 腰椎棘突下的凹陷中,后正中线上。

功能:调血固精,壮腰健膝。

主治:腰骶疼痛,下肢痿痹,月经不调,赤白带下,遗精,阳痿。

(十七)大肠俞

归经:足太阳膀胱经。

位置:脊柱区,第 4 腰椎棘突下,后正中线旁开 1.5 寸。

功能:舒经活络,通调肠腑。

主治:腰腿痛,腹胀,肠鸣,腹泻,便秘。

(十八)小肠俞

归经:足太阳膀胱经。

位置:脊柱区,平第 1 骶后孔,骶正中嵴旁开 1.5 寸。

功能:外散小肠腑之热。

主治:泌尿生殖系统疾患,腹泻,痢疾,腰骶痛。

（十九）长强穴

归经:督脉。

位置:尾椎骨端与肛门连线终点处。

功能:通调督脉,调理大肠。

主治:腹泻,痢疾,便血,便秘,痔疮,脱肛,癫痫,瘛疭,脊强反折。

（二十）膀胱俞

归经:足太阳膀胱经。

位置:骶区,横平第2骶后孔,骶正中嵴旁开1.5寸。

功能:通调膀胱,舒经活络,清热利湿。

主治:小便不利,遗尿,腹泻,便秘,腰骶痛。

五、下肢部腧穴

下肢部穴位包括环跳穴、委中穴、承山穴、昆仑穴、光明穴、血海穴、阳陵泉穴、曲泉穴、三阴交穴、太溪穴、中封穴、上巨虚穴、下巨虚穴、丰隆穴、丘墟穴、侠溪穴、内庭穴、太冲穴、太白穴、公孙穴、然谷穴、照海穴、足三里穴、涌泉穴、行间穴。

（一）环跳穴

归经:足少阳胆经。

位置:侧卧屈股,股骨大转子最凸点与骶管裂孔连线的外1/3与内2/3的交点处。

功能:祛风通络。

主治:腰胯疼痛、下肢痿痹、半身不遂等腰腿疾患,风疹。

（二）委中穴

归经:足太阳膀胱经。

位置:腘窝正中央横纹中点,股二头肌腱与半腱肌腱的中间。

功能:疏通经络,息风止痉。

主治:腰背痛,下肢痿痹,腹痛,吐泻,小便不利,遗尿,丹毒,疔疮。

（三）承山穴

归经:足太阳膀胱经。

位置:委中穴直下 8 寸,即委中穴与平昆仑穴处跟腱连线之中点,腓肠肌交接之尖端,"人"字形凹陷处。

功能:通经活络,止痉息风。

主治:腰腿拘急,疼痛,脚气,痔疾,便秘。

(四)昆仑穴

归经:足太阳膀胱经。

位置:跟腱与外踝尖中点之凹陷处。

功能:解肌通络,强腰补肾。

主治:头痛,项强,目眩,鼻衄,腰骶疼痛,足踝肿痛,癫痫,滞产。

(五)光明穴

归经:足少阳胆经。

位置:小腿外侧,外踝尖上 5 寸,腓骨前缘。

功能:清肝明目,宽胸通乳。

主治:目痛、夜盲、近视、目花等目疾,胸乳胀痛,下肢痿痹。

(六)血海穴

归经:足太阴脾经。

位置:膝上内侧肌肉丰厚处,当髌骨内上缘 2.5 寸处。

功能:通经活络,平肝息风。

主治:月经不调,痛经,经闭,崩漏,瘾疹,湿疹,丹毒。

(七)阳陵泉

归经:足少阳胆经。

位置:在小腿外侧,腓骨小头前下方凹陷中。

功能:疏肝利胆,通络止痛,息风止痉。

主治:黄疸、胁痛、口苦、呕吐、吞酸等胆腑病症及肝胆犯胃病症,膝肿痛,下肢痿痹、麻木等下肢、膝关节疾患,小儿惊风。

(八)曲泉穴

归经:足厥阴肝经。

位置:膝部,腘横纹内侧端,半腱肌肌腱内缘凹陷中。

功能:利水通淋,通调冲任,通络止痛。

主治:月经不调、痛经、带下、阴挺、阴痒、产后腹痛等妇科病症,遗精,阳痿,疝气,小便不利,膝髌肿痛,下肢痿痹。

(九)三阴交穴

归经:足太阴脾经。

位置:内踝高点直上3寸,当胫骨内侧面后缘处。

功能:通血脉,活经络,疏下焦,利湿热,通调水道,亦能健脾胃,助运化。

主治:肠鸣、腹胀、腹泻等脾胃虚弱诸症,月经不调、带下、崩漏、阴挺、闭经、痛经、不孕、滞产、遗精、阳痿、遗尿、疝气、小便不利等生殖泌尿系统疾患,心悸,失眠,高血压,下肢痿痹,阴虚诸症,湿疹,神经性皮炎。

(十)太溪穴

归经:足少阴肾经。

位置:踝区,内踝尖与跟腱之间的凹陷中。

功能:补肾利气,滋阴益窍,益肾纳气,通调二便,温阳散寒。

主治:头痛,目眩,失眠,健忘,咽喉肿痛,齿痛,耳鸣,耳聋,咳嗽,气喘,咳血,胸痛,消渴,小便频数,便秘,月经不调,遗精,阳痿,腰脊痛,下肢厥冷,内踝肿痛。

(十一)中封穴

归经:足厥阴肝经。

位置:踝肌肌腱的内侧缘凹陷中。

功能:息风化气。

主治:疝气,遗精,小便不利,腰痛、小腹痛、内踝肿痛等痛症。

(十二)上巨虚穴

归经:足阳明胃经。

位置:小腿外侧,犊鼻下6寸,犊鼻与解溪连线上。

功能:调腑理肠,舒经活络。

主治:肠鸣、腹痛、腹泻、便秘、肠痈等肠胃疾患,下肢痿痹。

（十三）下巨虚穴

归经：足阳明胃经。

位置：小腿外侧，犊鼻下 9 寸，犊鼻与解溪连线上。

功能：调肠胃，通经络，安神志。

主治：腹泻，痢疾，小腹痛，下肢痿痹，乳痈。

（十四）丰隆穴

归经：足阳明胃经。

位置：外踝尖上 8 寸，胫骨前缘外侧，胫腓骨之间。

功能：和胃气，化痰湿。

主治：头痛，胸痛，眩晕，癫痫，咳嗽，痰多，哮喘，下肢痿痹。

（十五）丘墟穴

归经：足少阳胆经。

位置：外踝前下方，趾长伸肌腱的外侧凹陷中。

功能：疏肝利胆，活血通络，清热截疟。

主治：目赤肿痛、目生翳膜等目疾，颈项痛、腋下肿、胸胁痛、外踝肿痛等痛症，下肢痿痹，足内翻，足下垂。

（十六）侠溪穴

归经：足少阳胆经。

位置：足背第 4～5 趾间，趾蹼缘后方赤白肉际处。

功能：清肝泻胆，清利头目，消肿止痛。

主治：惊悸、头痛、眩晕、耳鸣、耳聋、颊肿、目外眦赤痛等头面五官病症，胁肋疼痛、膝股痛、足跗肿痛等痛症，乳痈，热病。

（十七）内庭穴

归经：足阳明胃经。

位置：足背第 2～3 趾间，趾蹼缘后方赤白肉际处。

功能：清热消肿，健脾和胃。

主治：齿痛，咽喉肿痛，鼻衄，热病，胃病吐酸，腹胀，痢疾，便秘，足背肿痛，跖趾关节痛。

（十八）太冲穴

归经：足厥阴肝经。

位置：足背第1～2跖骨结合部之前方凹陷处（趾缝间上1.5寸），蹈长伸肌腱外缘处。

功能：平肝息风。

主治：中风、癫痫、小儿惊风、头痛、眩晕、耳鸣、目赤肿痛、口眼㖞斜、咽痛等肝经风热病症，月经不调、痛经、经闭、崩漏、带下等妇科经带病症，胁痛、腹胀、呕逆、黄疸等肝胃病症，癃闭，遗尿，下肢痿痹，足跗肿痛。

（十九）太白穴

归经：足太阴脾经。

位置：在趾区，第1趾关节近端赤白肉际凹陷中。

功能：健脾和胃，通络止痛。

主治：肠鸣，腹胀，腹泻，呕吐，胃痛，痢疾，便秘，体重节痛。

（二十）公孙穴

归经：足太阴脾经。

位置：在趾区，第1跖骨底的前下缘赤白肉际处。

功能：健脾和胃，镇静安神，调理冲脉。

主治：胃痛，呕吐，腹痛，腹胀，腹泻，痢疾，心烦、失眠、狂症等神志病。

（二十一）然谷穴

归经：足少阴肾经。

位置：足内侧，足舟骨粗隆下方，赤白肉际处。

功能：益肾调经，温阳固精，清热利湿，舒经活络。

主治：月经不调，阴挺，阴痒，白浊，遗精，阳痿，消渴，腹泻，小便不利，咳血，咽喉肿痛，小儿脐风，口噤，下肢痿痹，足跗痛。

（二十二）照海穴

归经：足少阴肾经。

位置：踝区，内踝尖下1寸，内踝下缘边际凹陷中。

功能：滋阴调经，宁心安神，清热利咽，通调二便。

主治：失眠，癫痫，咽喉干痛，目赤肿痛，月经不调，带下，痛经，阴挺，小便频数,癃闭。

(二十三)足三里穴

归经:足阳明胃经。

位置:外膝下3寸,距胫骨前嵴约一横指处,在胫骨前肌上。

功能:健脾和胃,调中理气,导滞通络,强壮身体。

主治:胃痛、呕吐、噎膈、腹胀、腹泻、消化不良、疳积、痢疾、便秘等胃肠诸疾,下肢痿痹,中风,头晕,心悸,高血压,癫痫,乳痈,虚劳诸症,为强壮保健要穴。

(二十四)涌泉穴

归经:足少阴肾经。

位置:足掌心前1/3与后2/3交界处的凹陷中。

功能:滋阴,退热。

主治:昏厥,中暑,癫痫,小儿惊风,头痛,头晕,目眩,失眠,咳血,咽喉肿痛,喉痹,大便难,小便不利,奔豚气,足心热,为急救要穴之一。

(二十五)行间穴

归经:足厥阴肝经。

位置:足背第1~2趾间,趾蹼缘后方赤白肉际处。

功能:清肝明目,调经止崩,平肝息风,疏肝利胆。

主治:中风、癫痫、头痛、目眩、目赤肿痛、青盲、口喎等肝经风热头目病症,月经不调、痛经、经闭、崩漏、带下等妇女经带病症,阴中痛、疝气、遗尿、癃闭、五淋等泌尿系统病症,胸胁满痛,下肢内侧痛,足跗肿痛。

第六章　小儿的生理、病理特点和常见病

第一节　小儿的生理特点

从中医学的角度来说,小儿的生理特点可概括为两方面:一方面是生机蓬勃、发育迅速,另一方面是脏腑娇嫩、形气未充。

一、生机蓬勃、发育迅速

小儿的机体充满了生机与活力,在生长发育过程中,无论在机体的形态结构方面,还是在各种生理功能活动方面,小儿机体都是在不断地、迅速地向着成熟、完善的方向发展。这种生机蓬勃、发育迅速的生理特点,越是在年龄幼小的儿童身上表现得越突出,体格生长和智能发育的速度也越快。

《颅囟经·脉法》中记载:"凡孩子三岁以下,呼为纯阳,元气未散。"这里的"纯"指小儿先天所禀之元阴元阳未曾耗散,"阳"指小儿的生命活力如旭日之初生、草木之方萌,一派蒸蒸日上、欣欣向荣的生理现象。"纯阳"学说概括了小儿在生长发育、新陈代谢过程中生机蓬勃、发育迅速的生理特点。

"纯阳"是我国古代医家关于小儿生理特点的学说之一。不能将"纯阳"理解成正常小儿为有阳无阴或阳亢阴亏之体,正如《温病条辨·解儿难》中记载的那样:"古称小儿纯阳,此丹灶家言,谓其未曾破身耳,非盛阳之谓。""纯阳"指小儿先天禀受的元阴元阳未曾耗散,因而成为后天生长发育的动力,使儿童显现出蓬勃的生机,迅速地发育成长。

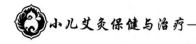

二、脏腑娇嫩、形气未充

"脏腑"即五脏六腑;"娇"是指娇弱,不耐攻伐;"嫩"是指柔嫩;"形"是指形体结构,即四肢百骸、肌肤筋骨、精血津液等;"气"指各种生理功能活动,如肺气、脾气等;"充"是指充实。脏腑娇嫩、形气未充是说小儿时期机体各系统和器官的形态发育都未曾成熟,生理功能都是不完善的。

关于小儿生理特点的论述,最早见于《灵枢·逆顺肥瘦》:"婴儿者,其肉脆,血少气弱。"这里的"肉脆"是指肌肉脆薄;"血少"是指血液中精微物质相对不足;"气弱"是指脏腑功能活动未臻健全,相对薄弱。隋代巢元方《诸病源候论·养小儿候》提出:"小儿腑脏之气软弱。"《颅囟经·病证》中言:"孩子气脉未调,脏腑脆薄,腠理开疏。"北宋钱乙的《小儿药证直诀·变蒸》中言:"五脏六腑,成而未全,……全而未壮。"南宋陈文中的《小儿病源方论·养子十法》中言"小儿一周之内,皮毛、肌肉、筋骨、髓脑、五脏六腑、荣卫气血,皆未坚固",并把这种现象比喻为"草木茸芽之状,未经寒暑,娇嫩软弱,今婴孩称为芽儿故也"。明代万全的《育婴家秘·发微赋》中言:"血气未充……肠胃脆薄……神气怯弱。"清代吴鞠通在《温病条辨·解儿难》中把小儿时期的机体柔嫩、气血未足、脾胃薄弱、肾气未充、腠理疏松、神气怯弱、筋骨未坚等特点归纳为"稚阳未充,稚阴未长",即所谓"稚阴稚阳"之体,这里的"阴"一般是指体内精、血、津液等物质,"阳"是指体内脏腑的各种生理功能活动。故"稚阴稚阳"的观点充分说明了小儿无论在物质基础还是生理功能上,都是幼稚未充和不完善的。

小儿初生之时,五脏六腑成而未全,全而未壮,需赖先天元阴元阳之气生发、后天水谷精微之气充养,才能逐步生长发育,直至女子二七(14岁)、男子二八(16岁)左右,方能基本发育成熟。因此,在整个小儿时期,都是处于脏腑娇嫩、形气未充的状态;而且,在年龄越是幼小的儿童身上,脏腑娇嫩、形气未充的生理特点表现得越是突出。

从脏腑娇嫩的具体内容看,五脏六腑的"形"和"气"皆属不足,但其中又以肺、脾、肾三脏不足的表现尤为突出,而心、肝两脏相对有余。根据小儿五脏三不足、两有余的特点,可以进一步认识小儿生理特点在脏腑中的表现,现简述如下。

(1)小儿脾常不足:这是针对小儿脾胃薄弱而言的。脾胃为后天之本,主运化水谷精微,为气血生化之源。小儿发育迅速,生长旺盛,对营养精微的需求相对增多;而小儿脾胃薄弱,运化未健,若稍有饮食不节、饥饱不适宜,便可损伤脾胃而生病,故小儿多呈现出脾常不足的生理特点。

(2)小儿肺常不足:这是针对小儿卫外功能不足而言的。肺主皮毛,小儿肺脏娇嫩,卫外不固,而易为外邪所侵,故小儿比成人更易患时行疾病;同时,脾与肺为母子关系,脾之运化有赖肺气散布以滋养,肺之气化有赖脾之精微而充养,小儿脾胃薄弱,肺气也薄弱,故小儿有肺常不足的生理特点。

(3)小儿肾常不足:这是针对小儿气血未充、肾气未固而言的。肾为先天之本,肾中元阴元阳为生命之根,各脏腑之阴取自肾阴之滋润,各脏腑之阳依赖肾阳之温养,小儿生长发育以及骨髓、脑髓、发、耳、齿等的正常发育皆与肾有关。小儿出生后发育不够成熟,脏腑娇嫩,气血未充,肾气未盛,先天有"五迟五软"等疾病,病后易出现肾气虚衰、阴盛格阳证,故小儿有肾常不足的生理特点。

(4)小儿肝常有余:小儿五脏六腑之气血均属不足,所谓"肝常有余"不是指小儿肝阳亢盛的病理概念,而是针对小儿生长旺盛、易动肝风而言。

(5)小儿心常有余:所谓小儿心常有余,同样不是指小儿心火亢盛的病理概念,而是针对小儿发育迅速、心火易动而言。

清代医家吴鞠通通过长期的临床观察,从阴阳学说出发,认为小儿时期的机体柔嫩、气血未充、脾胃薄弱、肾气未充、腠理疏松、神气怯弱、筋骨未坚等特点可以归纳为"稚阳未充,稚阴未长者也"。这里的"阴"指体内精、血、津液及脏腑、筋骨、脑髓、血脉、肌肤等有形之质;"阳"指体内脏腑的各种生理功能活动。稚阴稚阳学说进一步表明,小儿时期,无论在物质基础还是在生理功能方面,都是幼稚娇嫩和未曾完善的,必须随着年龄的逐步增长,才能不断趋向健全和成熟。

从西医角度来看,小儿的生理特点是一直处于生长发育的过程中,无论在形体还是在生理方面,都与成人不同,一般包括以下几个方面:

(1)神经系统:小儿对外界刺激反应性强,适应能力差,抵抗力弱,因而容易受外界不良因素影响。小儿的神经系统也是随着生长发育逐渐完善的。小儿年龄越小,大脑皮质越易兴奋,也越易疲劳。

(2)运动系统:小儿骨组织内含钙较少,骨化过程尚未完成,骨骼弹性强而硬度低,容易弯曲。正常来说,一个人骨盆的发育要到20~21岁才完成,小儿的大动作易使未接合的骨盆发生不易察觉的转位。小儿的肌肉比成人容易疲劳,尤其是单调动作和长时间使身体保持单一姿势时,更易发生疲劳。

(3)消化系统:小儿的乳齿质软而脆,恒齿釉质比成人薄,很容易损伤或被侵蚀成龋齿。小儿的胃液酸度较成人低(为成人的65%～70%),消化能力较成人差,胃的容量不大,胃壁又薄,容易发生消化不良。

(4)呼吸系统:小儿的呼吸道比成人短而狭,组织柔嫩,呼吸道黏膜易受损伤,呼吸道壁的血管和淋巴管较多,肺泡也比成人的小,脑廓发育与胸廓肌肉力量较成人差。

(5)感觉器官:小儿的皮肤细嫩,表皮易剥脱,易使皮肤感染而发生皮肤病。小儿的听觉器官要到12岁时才发育完善。

第二节　小儿的病理特点

小儿的病理特点为发病容易、传变迅速,脏气清灵、易趋康复。

一、发病容易、传变迅速

由于小儿脏腑娇嫩,形气未充,阴阳二气均属不足,因此在病理上不仅发病容易,而且传变迅速。小儿年龄越小,这一点表现得越为突出。清代陈修园在《医学三字经·小儿》中曾指出:"稚阳体,邪易干。"吴鞠通在《温病条辨·解儿难》中亦指出:"脏腑薄,藩篱疏,易于传变;肌肤嫩,神气怯,易于感触。"这些均说明小儿的病理特点主要是由小儿的生理特点决定的。

由于小儿对疾病的抵抗力较差,加之寒暖不能自调,乳食不知自节,一旦调护失宜,则外易为六淫所侵,内易为饮食所伤,故临床上以外感时邪和肺、脾二脏的病证最为多见。

肺脏病证方面,小儿卫外机能不固,对外界的适应能力较差,寒暖不能自调,六淫之邪不论从口鼻而入,或由皮毛侵袭,均能影响肺之宣肃功能,而出现肺系疾病。万全的《育婴家秘·五脏证治总论》中言:"天地之寒热伤人也,感则肺先受之。"所以临床上小儿感冒、咳嗽、肺炎喘嗽等肺系病证最为多见。

脾脏病证方面,小儿消化能力薄弱,稍有乳食不节,喂养不当,饥饱不适,便易损伤脾胃而患病。万全的《育婴家秘·五脏证治总论》中言:"水谷之寒热伤人也,感则脾先受之。"所以临床上小儿呕吐、泄泻、厌食、积滞、疳证等脾胃病证较为常见,严重者可影响小儿的生长发育。

《素问·生气通天论》中言："阳气者若天与日,失其所则折寿而不彰……阳因而上,卫外者也。"阳气即人体的正气,在生理状态下是全身的动力,在病理状态下是抗病的主力。由于小儿体禀"稚阴稚阳",阴阳二气俱属不足,时行疫疠之气,无论老少,触之皆病,所以小儿罹患各种时行疾病远较成人为多,如麻疹、风疹、幼儿急疹、猩红热、水痘、手足口病、流行性腮腺炎、百日咳、流行性乙型脑炎、中毒性细菌性痢疾等,都是小儿容易发生的急性传染病。

肝、心二脏方面,肝藏血,主筋,为风木之脏;心藏神,主血脉,为火脏。小儿脏腑经络柔嫩,神志怯弱,感邪之后,邪气易于嚣张,从阳化热,由热化火,火热炽盛,扰动肝风,蒙蔽心神,则见壮热、惊搐、昏迷等,故临床上小儿神昏、惊厥的病证比成人多见。

肾脏方面,肾为先天之本,内寄元阴元阳,主人体的生长发育,藏精、生髓、充骨,髓上注于脑,脑为髓之海。小儿生长发育,赖肾阳以生,肾阴以长。小儿"肾常虚",若先天肾气虚弱,加之后天脾气失充,影响小儿生长发育,则可见五迟、五软、解颅等先天疾患;若肾阳虚亏,下元虚寒,膀胱闭藏失职,不能制约小便,则发生遗尿。

传变迅速的特点主要表现在疾病的寒热虚实容易相互转化或同时并见上。寒热者辨别疾病之性质,虚实者判断正气之强弱与邪气之盛衰。《小儿药证直诀·原序》中明确指出:"脏腑柔弱,易虚易实,易寒易热。"这种寒热虚实易变的生理基础是"脏腑柔弱"和"稚阴稚阳"。

"易虚易实"是指小儿一旦患病,则正气易虚而邪气易实,正所谓"邪气盛则实,精气夺则虚"。实证可以迅速转化为虚证,或者转化为虚实夹杂;虚证亦可兼见实象,出现错综复杂的证候。如有些感冒患儿可迅速发展为肺炎,出现咳嗽、气急、鼻煽等肺气郁闭之实证,若此时邪热炽盛或失治误治,正气不支,则又可迅速出现正虚邪陷、心阳虚衰的虚证,或见有气滞血瘀的虚实夹杂证。又如婴幼儿泄泻,起病多为外感时邪或内伤乳食的实证,但若失治误治,或邪毒枭张,正不敌邪,则易迅速出现阴伤液脱或阴竭阳衰的虚脱危证。

"易寒易热"是指小儿在疾病发生发展的过程中,由于"稚阳未充",阳气易损而出现阴寒之证,所谓"阴胜则寒";又由于"稚阴未长",阴液易劫而表现为热的证候,所谓"阳胜则热"。清代叶天士所著《临证指南医案·幼科要略》中言:"小儿热病最多者,以体属纯阳,六气着人,气血皆化为热也。"说明了小儿热病多,易从热化的道理。如小儿患风寒外束之表寒证,初起邪在卫分,若不及时疏解祛邪外出，则风寒之邪即可迅速化热传里，转为里热证。又如急惊风在出现高热、抽搐等风火相煽的实热内闭证时，患儿又可因正不敌邪，转瞬出现面色苍白、汗出肢冷、脉微欲绝等阳气外脱的虚寒证候。

二、脏气清灵、易趋康复

"清"指清净、纯洁，"灵"指灵巧、灵活。脏气清灵、易趋康复是指小儿患病后，在病情发展转归的过程中，由于体禀"纯阳"，生机蓬勃，发育迅速，活力充沛，组织的修复能力强，并且病因单纯，极少被七情劳倦伤害，几种疾病同时并见的情况也较少，对药物的反应灵敏等。所以，只要辨证正确，治疗及时，护理得当，病情也就比成人好转得快，容易恢复健康。如小儿肝炎、肾炎均比成人恢复快，痊愈者也多。诚如明代张景岳所著的《景岳全书·小儿则》所言："其脏气清灵，随拨随应，但能确得其本而撮取之，则一药可愈，非若男妇损伤，积痼痴顽者之比。"

总之，小儿患病既有易于传变，易虚易实，易寒易热，易于恶化的一面；又有生机蓬勃，脏气清灵，易趋康复的一面，这是小儿病理特点在疾病中的反映。

小儿的病因有多种，主要以外感因素、乳食因素、先天因素居多，其次表现为情志因素、意外因素和其他因素。

（一）外感因素

风、寒、暑、湿、燥、火在正常情况下称为"六气"，是自然界六种不同的气候变化。若"六气"发生太过或不及的改变，非其时而有其气，便可成为导致人体患病的原因，称为"六淫"。由于小儿为稚阴稚阳之体，脏腑娇嫩，又寒温不知自调，因而与成人相比，小儿更易被"六淫"邪气所伤。小儿"肺脏娇嫩"，卫外功能较成人为弱，最易被风热、风寒邪气所伤，产生各种肺系疾病；小儿脏腑娇嫩，又易被燥邪、暑邪所伤，形成肺胃阴津不足、气阴两伤等病证；小儿为纯阳之体，六淫易从火化，伤于外邪时以热性病证为多。

疫病是一类具有强烈传染性的病邪，其引发的疾病有起病急骤、病情较重、症状相似、易于流行等特点。小儿之体为"稚阴稚阳"，形气未充，御邪能力较弱，是疫病邪气所伤的易感群体，容易形成疫病的发生与流行。

（二）乳食因素

小儿"脾常不足"，且饮食不知自调，易于为乳食所伤。由于家长喂养不当，初生缺乳,或未能按期添加辅食,或任意纵儿所好,饮食营养不均衡,皆能使小儿脾气不充,运化失健,产生脾胃病证。又常因小儿幼稚,不能自控、自调饮食,易造成挑食、偏食,过食寒凉者伤阳,过食辛热者伤阴,过食肥甘厚腻者伤神等。小儿易见饥饱不均,乳食食入量偏少可导致气血生化不足,乳食食入量过多又可导致食伤脾胃。

饮食不洁也是小儿发病的一个常见原因。小儿缺乏卫生知识,易于误食一些被污染的食物,引发肠胃疾病,如吐泻、腹痛、寄生虫病等。

（三）先天因素

先天因素即胎产因素,是指小儿出生之前已作用于胎儿的致病因素。遗传病因是小儿先天因素中的主要病因,父母的基因缺陷可导致小儿出现先天畸形、生理缺陷或代谢异常等。妇女受孕以后不注意养胎护胎,也是导致小儿出现先天性疾病的常见原因,如妊娠妇女饮食失节、情志不调、劳逸失度、感受外邪、房事不节等,都可能损伤胎儿而为病。

（四）情志因素

小儿对外周环境认识的角度不同于成人,因而导致小儿病症的情志因素与成人有一定的区别。小儿乍见异物或骤闻异声时,容易导致惊伤心神,出现夜啼、心悸、惊惕、抽风等病证;长时间所欲不遂,缺少关爱,容易导致忧思,思虑损伤心脾,出现厌食、呕吐、腹痛、孤独、忧郁等病证;家长对子女过于溺爱,使小儿心理承受能力差,或者学习负担过重,家长期望值过高,都易于使小儿产生精神行为障碍类疾病。

（五）意外因素

小儿没有或者缺少生活自理能力,没有或者缺乏对周围环境安全或危险状况的判断能力,因而容易受到意外伤害,如误触沸水明火的烫伤、跌打仆损的外伤、误食毒物的中毒、不慎吸入异物的窒息等。

（六）其他因素

现代临床上,环境及食品污染或农药、激素类超标等已成为全社会普遍关心的致病因素。此外,还有放射性物质损伤和医源性损害（包括治疗、护理不当及院内感染）等。

第三节　小儿常见病

按系统分,小儿常见病有以下几大类。

一、呼吸系统疾病

小儿最为常见的疾病就是呼吸系统疾病,常见的有急性上呼吸道感染、支气管炎、肺炎、支气管哮喘等。急性上呼吸道感染简称"上感",又称"感冒",是对鼻腔、咽或喉部急性炎症的总称。广义的上感不是一个疾病诊断,而是一组疾病,包括普通感冒、急性病毒性咽炎或喉炎、急性疱疹性咽峡炎、咽结膜热、细菌性咽-扁桃体炎。狭义的上感又称"普通感冒",是最常见的急性呼吸道感染性疾病,多呈自限性,但发生率较高,成人每年发生 2～4 次,儿童发生率更高,每年可达 6～8 次。感冒是小儿常见病,由感受外邪引起,全年皆可发病,冬春季较多,临床表现为发热、恶寒、头痛、鼻塞、流涕、咽痛、咳嗽等症状。

小儿肺常不足,卫外不固,遇到四时气候变化、冷热失常,容易感受外邪而致病。外邪经口鼻或皮毛侵犯肺卫,肺司呼吸,外合皮毛,主腠理开合,开窍于鼻,邪自口鼻吸入,皮毛开合失常,卫阳被遏,故恶寒发热、头痛、身痛;咽喉为肺之门户,外邪循环上犯,可见鼻塞流涕或咽痛红肿;肺气失肃,产生咳嗽,这就是外邪侵袭产生诸症的道理。

根据病因和病变范围的不同,小儿的呼吸系统疾病可分为不同的类型,现简介如下。

(一)普通感冒

普通感冒俗称"伤风",又称"急性鼻炎"或"上呼吸道感染",多由鼻病毒引起,其次为冠状病毒、副流感病毒、呼吸道合胞病毒、埃可病毒、柯萨奇病毒等引起。

普通感冒起病较急,潜伏期 1～3 天不等,随病毒而异,肠病毒较短,腺病毒、呼吸道合胞病毒等较长。患儿的主要表现为鼻部症状,如打喷嚏、鼻塞、流清水样鼻涕,也可表现为咳嗽、咽干、咽痒或灼热感,甚至有鼻后滴漏感。发病同时或数小时后可出现上述症状,2～3 天后鼻涕变稠,常伴咽痛、流泪、味觉减退、呼吸不畅、声嘶等。一般无发热及全身症状,或仅有低热、不适、轻度畏寒、头痛。体检可见鼻腔黏膜充血、水肿、有分泌物,咽部轻度充血。

普通感冒并发咽鼓管炎时,可有听力减退等症状。脓性痰或严重的下呼吸道感染症状提示合并鼻病毒以外的病毒感染或继发细菌性感染。如无并发症,则 5～7 天可痊愈。

（二）急性病毒性咽炎或喉炎

1.急性病毒性咽炎

急性病毒性咽炎多由鼻病毒、腺病毒、流感病毒、副流感病毒以及肠道病毒、呼吸道合胞病毒等引起,临床特征为咽部发痒或灼热感,咳嗽少见,咽痛不明显。当吞咽疼痛时,常提示有链球菌感染。流感病毒和腺病毒感染时可有发热和乏力。腺病毒咽炎可伴有眼结膜炎。体检可见咽部明显充血水肿,颌下淋巴结肿大且触痛。

2.急性病毒性喉炎

急性病毒性喉炎多由鼻病毒、甲型流感病毒、副流感病毒及腺病毒等引起,临床特征为声嘶、讲话困难、咳嗽时疼痛,常有发热、咽痛或咳嗽。体检可见喉部水肿、充血,局部淋巴结轻度肿大和触痛,可闻及喉部的喘鸣音。

（三）急性疱疹性咽峡炎

急性疱疹性咽峡炎常由柯萨奇病毒 A 引起,表现为明显咽痛、发热,病程约一周,多于夏季发作,儿童多见,偶见于成年人。体检可见咽充血,软腭、悬雍垂、咽及扁桃体表面有灰白色疱疹及浅表溃疡,周围有红晕,之后形成疱疹。

（四）咽结膜热

咽结膜热主要由腺病毒和柯萨奇病毒等引起,临床表现有发热、咽痛、畏光、流泪,体检可见咽及结膜明显充血。病程 4～6 天,常发生于夏季,儿童多见,游泳者易于传播。

（五）细菌性咽-扁桃体炎

细菌性咽-扁桃体炎多由溶血性链球菌引起,其次是由流感嗜血杆菌、肺炎链球菌、金黄色葡萄球菌等引起。该病起病急,患儿咽痛明显,畏寒,发热(体温可达 39 ℃以上)。体检可见咽部明显充血,扁桃体肿大、充血,表面有黄色脓性分泌物,颌下淋巴结肿大、压痛,肺部无异常体征。

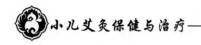

（六）小儿支气管炎

小儿支气管炎是指支气管发生的炎症，小儿毛细支气管炎的病变主要发生在肺部的细小支气管，也就是毛细支气管，所以又名"毛细支气管炎"。该病通常是由普通感冒、流行性感冒等病毒性感染引起的并发症，也可能由细菌感染所致，是小儿常见的一种急性上呼吸道感染。毛细支气管炎的病原体主要为呼吸道合胞病毒，可占 80% 或更多；其他依次为腺病毒、副流感病毒、鼻病毒、流感病毒等，少数病例可由肺炎支原体引起。患儿感染病毒后，细小的毛细支气管充血、水肿，黏液分泌增多，加上坏死的黏膜上皮细胞脱落而堵塞管腔，导致明显的肺气肿和肺不张。炎症平常可累及肺泡、肺泡壁和肺间质，故可以认为它是肺炎的一种特殊类型。

毛细支气管炎不同于一般的气管炎或支气管炎，临床症状像肺炎，但表现以喘憋为主，此病多发生在 2 岁零 6 个月以下的小儿，80% 在 1 岁以内，多数是 6 个月以下的小儿。典型的毛细支气管炎常发生在上呼吸道感染 2～3 日后，患儿出现持续性干咳和发热，体温以中、低度发热为多见，发作以憋喘为特点。病情以喘憋发生后的 2～3 日为重，喘憋发作时，患儿呼吸明显增快，达每分钟 60～80 次甚至更多，并伴有呼气延长和呼气性喉喘鸣；重症患儿明显表现出鼻煽和"三凹征"（即吸气时出现锁骨上窝、胸骨上窝及上腹部凹陷），脸色苍白，口周发青或出现发绀，患儿常烦躁不安，呻吟不止；病情更重的患儿可合并心力衰竭或呼吸衰竭，大部分病例治疗后均可缓解，极少发生死亡。

小儿发病后应及时送医院治疗，由于毛细支气管炎多是由病毒感染引起，故发病早期一般不需用抗生素治疗；如发病后期怀疑继发细菌感染时，可用抗生素治疗。治疗以对症治疗为主，可概括为"镇静止咳"；此外，良好的护理也很重要，尤其注意不要打扰患儿，使之安静休息，室内要保持一定的湿度；重症患儿可配合雾化吸入，并及时吸痰，保持呼吸道通畅，也可用中药治疗。

毛细支气管炎的愈后多数是良好的，病程一般为 5～9 天。但应注意的是，患过毛细气管炎的小儿日后容易患哮喘，通过对全国小儿哮喘的流行病学调查和对婴幼儿毛细支气管炎患者的追踪随访，发现其中有 20%～40% 的患儿日后发展为小儿哮喘，因此要积极防治毛细支气管炎，以减少哮喘的发生。

毛细支气管炎有时可出现流行，20 世纪 70 年代，在我国南方农村曾先后发生过三次流行，20 世纪 80 年代在山西运城地区流行，20 世纪 90 年代在北京、天津地区流行。20 世纪 70 年代初在南方农村流行时，人们对本病尚缺乏认识，当时病名不一,病原不明,后经卫生部组织全国协作对该流行病进行监测和研究,方定名为"流行性喘憋性肺炎"。为了确定其病原体,医学科研人员经过多年研究,终于在 1997 年成功地分离出流行性喘憋性肺炎的病原体——呼吸道合胞病毒,并鉴定出流行的病原体为呼吸道合胞病毒 A 亚型,这为以后生产有效疫苗,预防毛细支气管炎的流行提供了重要依据。

(七)小儿肺炎

小儿肺炎是婴幼儿时期的常见病,我国北方地区以冬春季多见,是婴幼儿死亡的常见原因。肺炎是由病原体感染、吸入羊水及油类和过敏反应等所引起的肺部炎症,主要临床表现为发热、咳嗽、呼吸急促、呼吸困难以及肺部啰音等。小儿肺炎的临床表现如下。

1.一般症状

患儿有发热、拒食、烦躁、喘憋等症状,早期体温为 38～39 ℃,亦可高达 40 ℃。除呼吸道症状外,患儿可伴有精神萎靡、烦躁不安、食欲缺乏、腹泻等全身症状。小婴儿常见拒食、呛奶、呕吐及呼吸困难。

2.呼吸系统症状

(1)咳嗽开始为频繁的刺激性干咳,随后咽喉部出现痰鸣音,咳嗽剧烈时可伴有呕吐、呛奶。

(2)呼吸表浅、增快,鼻翼翕动,部分患儿口周、指甲可有轻度发绀。肺部体征早期可不明显,之后可闻及中小水泡音,合并胸腔积液时可有叩诊实音和(或)呼吸音消失。

3.其他系统症状

(1)循环系统症状:小儿发生肺炎时常伴有心功能不全,如患儿心率增至 160～200 次/分,肝脏短时间内增大或明显增大,面色苍白,口周发绀,四肢水肿,尿少,应考虑充血性心力衰竭。

(2)神经系统症状:①烦躁,嗜睡,凝视,斜视,眼球上翻;②昏睡,甚至昏迷、惊厥;③球结膜水肿;瞳孔改变,对光反射迟钝或消失;④呼吸节律不整;⑤前囟门膨胀,有脑膜刺激征,脑脊液除压力增高外其他均正常,称为"中毒性脑病"。

(3)消化系统症状:肺炎患儿出现食欲下降、呕吐、腹泻、腹胀,严重者呕吐物为咖啡色或便血,肠鸣音消失,可出现中毒性肠麻痹及中毒性肝炎。

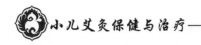

（八）小儿支气管哮喘

支气管哮喘是一种以慢性气道炎症为特征的异质性疾病，患儿具有喘息、气促、胸闷和咳嗽等呼吸道症状病史，伴有可变的呼气气流受限，呼吸道症状和强度可随时间而变化。哮喘可在任何年龄发病，大多始发于4～5岁以前。积极防治小儿支气管哮喘可防止出现气道不可逆性狭窄和气道重塑。

小儿支气管哮喘的病因包含过敏原、非特异性刺激物质、气候、精神因素、遗传因素、运动和药物。

1.过敏原

过敏原大致分为以下三类。

（1）引起感染的病原体及其毒素。小儿哮喘发作常和呼吸道感染密切相关，尤其是病毒及支原体感染。婴幼儿哮喘中，绝大多数是由呼吸道感染所致，主要病原体是呼吸道病毒，如呼吸道合胞病毒、腺病毒、流感病毒、副流感病毒等。现已证明，呼吸道合胞病毒感染可因发生特异性免疫球蛋白IgE介导的Ⅰ型变态反应而发生喘息。过敏原通常自呼吸道吸入，国内应用皮肤试验显示，引起鼻窦炎、扁桃体炎、龋齿等的局部感染也可能是哮喘的诱发因素。

（2）哮喘最主要的过敏原为尘螨、屋尘、霉菌、花粉（蒿属、豚草）、羽毛等，亦有报告称接触蚕诱发哮喘，特别是螨作为吸入性病原体，在呼吸道变态反应性疾病的发生中占有一定重要地位。儿童对螨的过敏反应比成人多，春秋季是螨生存的最适季节，因此尘螨性哮喘好发于春秋季，且夜间发病者多见。此外，吸入性病原体所致的哮喘发作往往与季节、地区和居住环境有关，一旦停止接触，症状即可减轻或消失。

（3）食入过敏原，主要为异性蛋白质，如牛奶、鸡蛋、鱼虾、香料等。食物过敏以婴儿期为常见，4～5岁以后逐渐减少。

2.非特异性刺激物质

非特异性刺激物质包括灰尘、烟（包括香烟及蚊香）、气味（工业刺激性气体、烹调时的油烟味及油漆味）等。这些物质均为非抗原性物质，可刺激支气管黏膜感觉神经末梢及迷走神经，引起反射性咳嗽和支气管痉挛，长期持续刺激可导致气道高反应性，有时吸入冷空气也可诱发支气管痉挛。有学者认为，当今社会空气污染日趋严重，也可能是导致支气管哮喘患病率增加的重要原因之一。

3.气候

儿童患者对气候变化很敏感,如气温突然变冷或气压突然降低,常可激发哮喘发作,因此一般春秋两季儿童发病率明显增加。

4.精神因素

儿童哮喘中,精神因素引起的哮喘发作虽不如成人明显,但哮喘儿童也常受情绪影响,如大哭大笑或激怒恐惧后可引起哮喘发作。有研究表明,在情绪激动或其他心理活动障碍时,常伴有迷走神经兴奋。

5.遗传因素

哮喘具有遗传性,患儿有家族及个人过敏史的,如哮喘、婴儿湿疹、荨麻疹、过敏性鼻炎等的患病率较一般人群更高。

6.运动

国外有报道称,对大部分哮喘患儿来说,运动常可激发哮喘,又称"运动性哮喘",多见于年龄较大的儿童。剧烈持续(5～10 min 或更久)的奔跑最易诱发哮喘,其发生机理是免疫性的。

7.药物

药物引起的哮喘也较常见,主要有两类药物:一类是阿司匹林及类似的解热镇痛药,可造成所谓的"内源性哮喘",如同时伴有鼻窦炎及鼻息肉,则称为"阿司匹林三联征";其他类似药物有消炎痛、甲灭酸等,引起哮喘的机理可能为抑制前列腺素合成,导致环磷酸腺苷(cAMP)含量减少,释放化学介质引起哮喘,这类哮喘的发生常随年龄增长而减少,青春期后发病减少。另一类药物为作用于心脏的药物,如心得安、心得平等可阻断 β 受体而引起哮喘。此外,很多喷雾吸入剂亦可因刺激咽喉而反射性地引起支气管痉挛,如色甘酸钠、痰易净等,其他如碘油造影、磺胺药过敏等也常可诱发哮喘发作。

以上为诱发哮喘的常见危险因素,有些因素只引起支气管痉挛,如运动及冷空气;有些因素可以突然引起哮喘的致死性发作,如药物及职业性化学物质。

小儿支气管哮喘的临床表现如下:

(1)发作时的症状:咳嗽和喘息呈阵发性发作,以夜间和清晨为重。发作前可有流涕、打喷嚏和胸闷,发作时呼吸困难,呼气相延长,伴有喘鸣声。严重病例呈端坐呼吸,恐惧不安,大汗淋漓,面色青灰,鼻翼翕动,口唇、指甲发绀,甚至冷汗淋漓,面容惊恐不安,往往显示危重状态,应予积极处理。

(2)发作间歇期的症状:患儿此时虽无呼吸困难,表现如正常儿童,但仍可自觉胸部不适。由于导致支气管易感性的病理因素依然存在,故患儿在感染或接触外界病原体时可立即触发哮喘,但多数患儿症状可全部消失,肺部听不到哮鸣音。

(3)慢性反复发作的症状:哮喘本身为一慢性疾病,但有的患儿常年发作,或虽可用药物控制,但缓解期甚短,这大多是由于急性发作控制不利或反复感染而导致的结果。由于长期支气管痉挛,气道阻力增加而致肺气肿,体格检查可见胸部呈桶状,前后径加大,肺底下移,心脏相对浊音界缩小。有时患儿虽无急性发作,但活动后亦常感到胸闷气急,肺部常可闻及哮鸣音,或经常合并感染、痰多,由炎性分泌物阻塞而发生肺不张,大多见于右肺中叶。有的可发展成支气管扩张,大多见于右肺中叶,偶见合并纵隔气肿或气胸。严重者有程度不等的心肺功能损害,甚至发生肺源性心脏病。

二、消化系统疾病

小儿常见的消化系统疾病有急性胃炎、腹泻病、消化不良、小儿营养不良、小儿营养性缺铁性贫血、小儿维生素 D 缺乏性佝偻病、感染性疾病。

(一)急性胃炎

胃炎是指物理性、化学性、生物性有害因子侵入人体,引起胃黏膜发炎,临床上有急性胃炎和慢性胃炎两种类型。其中,急性胃炎起病急,病程短,患儿腹痛、恶心、呕吐、食欲不振,严重时可出现脱水、电解质紊乱。急性胃炎是小儿常见病,尤其多见于婴幼儿。

1.小儿胃炎的病因

(1)微生物感染或细菌感染:吃进被微生物和细菌毒素污染的食物,多见于沙门氏菌属、嗜盐杆菌及某些病毒等。细菌毒素以金黄色葡萄球菌产生的毒素为多见,偶为肉毒杆菌毒素。近年来发现,幽门螺杆菌也是引起急性胃炎的一种病原菌。

(2)化学因素:水杨酸盐类药物、强酸、强碱、毒性物质均可引发小儿胃炎。

①水杨酸盐类药物,如阿司匹林、吲哚美辛等。

②误食腐蚀性强酸(如硫酸、盐酸、硝酸)、强碱(如氢氧化钠、氢氧化钾)均可引起胃壁腐蚀性损伤。

③误食毒性物质,如毒蕈、砷,以及灭虫药、毒鼠剂等化学毒物,均可刺激胃黏膜引起炎症。

（3）物理因素：进食过冷、过热的食品、粗糙食物或进食过多均可损伤胃黏膜引起炎症。

（4）应激状态：某些危重疾病（如新生儿窒息、颅内出血、败血症、休克、大面积灼伤等）可使患儿处于严重的应激状态，导致急性胃炎。

（5）蛋白过敏：外源性蛋白过敏可引起胃炎，这在用牛奶或牛奶制品喂养的婴儿中尤为常见。

小儿胃炎多急性起病，表现为上腹饱胀、疼痛、嗳气、恶心及呕吐，呕吐物为胃内容物、水及黏液，可带血呈咖啡样，出血较多时表现为呕血及黑便。感染性胃炎伴有腹泻时称为急性胃肠炎，有细菌感染的患儿可伴发热等感染中毒症状。呕吐严重时可引起脱水、电解质紊乱、酸中毒，失血过多可致休克。

2.小儿胃炎的种类

小儿胃炎可分为急性单纯性胃炎、急性糜烂性胃炎和急性腐蚀性胃炎。

（1）急性单纯性胃炎：急性单纯性胃炎起病较急，多在进食污染食物数小时后或24 h内发病，症状轻重不一，表现上腹部不适、疼痛，甚至腹部绞痛；厌食、恶心、呕吐，若伴有肠炎可有腹泻；若为药物或刺激性食物所致则症状较轻，局限于上腹部，体格检查可见上腹部或脐周压痛，肠鸣音可亢进。

（2）急性糜烂性胃炎：急性糜烂性胃炎多由机体处在严重疾病应激状态下诱发，起病急骤，常以呕血或黑粪为突出症状，大量出血可引起晕厥或休克，伴重度贫血。

（3）急性腐蚀性胃炎：急性腐蚀性胃炎的原因多为误服强酸、强碱，患儿除口腔黏膜糜烂、水肿外，还有中上腹剧痛、绞榨感、恶心、呕吐、呕血和黑粪，并发胃功能紊乱，急性期过后可遗留贲门或幽门狭窄、呕吐等梗阻症状。

（二）腹泻病

在未明确病因前，大便性状改变与大便次数比平时增多可统称为"腹泻病"（diarrheal disease）。腹泻病是多病因、多因素引起的一组疾病，是儿童时期发病率最高的疾病之一，也是世界性公共卫生问题，全球每年至少有10亿人次发生腹泻。根据世界卫生组织调查，全世界每天大约有1万人死于腹泻。在我国，腹泻病同样是儿童的常见病，据有关资料显示，我国5岁以下儿童腹泻病的年发病率为20.1％，死亡率为0.51％。

1.小儿腹泻病的主要症状体征

（1）消化道症状：腹泻时大便次数增多，量增加，性质改变，大便每天3次以上,甚至 10～20 次,可呈稀便、糊状便、水样便,或是黏液脓血便。判断腹泻时,粪便的性状比次数更重要,如果仅便次增多但大便成形就不是腹泻,人乳喂养的婴儿每天排便 2～4 次且大便呈糊状也不是腹泻。恶心、呕吐是腹泻常见的伴发症状,严重者呕吐咖啡样物,其他可有腹痛、腹胀、食欲不振等症状。

(2)全身症状:病情严重者全身症状明显,大多数有发热,体温 38～40 ℃,少数高达 40 ℃以上,可出现面色苍白、烦躁不安、精神萎靡、嗜睡、惊厥甚至昏迷等表现。随着全身症状的加重,可引起神经系统、心、肝、肾等功能失调。

(3)水、电解质及酸碱平衡紊乱:主要为脱水及代谢性酸中毒,有时还有低钾血症和低钙血症。

(4)脱水:由于腹泻与呕吐丢失大量的水和电解质,使体内保留水分的能力减低;严重呕吐、禁食、食欲减低或拒食,使食物和液体摄入量均减少;患儿发热,呼吸加快,酸中毒者呼吸加深,使不显性失水增加。根据水、电解质损失的量及性质不同可将脱水分为三种类型:等渗性脱水(血清钠浓度 130～150 mmol/L)、低渗性脱水(血清钠浓度低于 130 mmol/L)和高渗性脱水(血清钠浓度超过150 mmol/L)。大多数急性腹泻患儿为等渗性脱水,一般表现为体重减轻,口渴不安,皮肤苍白或苍灰、弹性差,前囟和眼眶凹陷,黏膜干燥,眼泪减少,尿量减少,严重者可导致循环障碍。临床上需要按脱水程度,将脱水分为轻、中、重度进行评估。

(5)代谢性酸中毒:脱水大多伴有不同程度的代谢性酸中毒,产生原因为大量碱性物质随粪便丢失;脱水时肾血流量不足,尿量减少,体内酸性代谢产物不能及时排出;肠道消化和吸收功能不良,摄入热量不足,脂肪氧化增加,代谢不全,致使酮体堆积且不能及时被肾脏排出;严重脱水者组织灌注不足,组织缺氧,乳酸堆积。患儿主要表现为精神萎靡、嗜睡,呼吸深长呈叹息状,口唇樱红,严重者意识不清,新生儿及小婴儿呼吸代偿功能差,呼吸节律改变不明显,主要表现为嗜睡、面色苍白、拒食、衰弱等,应注意早期发现。

(6)低钾血症:腹泻时水样便中钾浓度为 20～50 mmol/L。吐泻丢失过多以及摄入不足、钾不能补偿等可导致低钾血症,其症状多在脱水与酸中毒纠正、尿量增多时出现。

脱水、酸中毒纠正时常出现低钾的原因有以下两方面:

一是酸中毒时,细胞外液中的氢离子进入细胞内,与钾离子交换,故细胞内钾浓度下降,而血清钾不降低。脱水时肾功能低下,钾由尿液排出减少。在补液后,尤其是输入不含钾的溶液后,血清钾被稀释并随尿排出增多,酸中毒纠正后钾又从细胞外转至细胞内,此时易出现低钾血症。

二是病程在 1 周以上时逐渐出现低钾血症,其中营养不良者出现较早且较重。在脱水未纠正前,因血液浓缩、酸中毒、尿少等原因,血钾浓度尚可维持正常,此时很少出现低钾血症;而随着脱水和酸中毒的逐步纠正和尿量的增多,再加上钾含量不足,从而逐渐出现低钾血症。

低钾血症的表现方面,当血清钾低于 3.5 mmol/L 时,患者表现为精神萎靡,肌张力减低,腹胀,肠蠕动减弱或消失,心音低钝,腱反射减弱或消失;严重者可出现昏迷,肠麻痹,呼吸肌麻痹,心率减慢,心律不齐,心尖部有收缩期杂音,可危及生命。心电图表现为 ST 段下移,T 波压低、平坦、双相、倒置,出现 U 波,P-R 间期和 Q-T 间期延长。

(7)低钙血症和低镁血症:一般不会出现。当腹泻持久时,原有佝偻病或营养不良患儿在酸中毒纠正后,血清结合钙增多,离子钙减少,可出现低血钙症状,表现为烦躁,手足搐搦或惊厥。低镁血症一般在低钠、低钾、低钙纠正后出现,原有营养不良、佝偻病者更易出现,少数患儿可出现低镁血症,表现为手足震颤,舞蹈病样不随意运动,易受刺激,烦躁不安,严重者可发生惊厥,补充钙剂后症状无改善。

2.几种腹泻病的临床表现特点

(1)轮状病毒性肠炎:本病好发于秋冬季,呈散发或小流行,病毒通过粪-口途径以及呼吸道传播。多见于 6～24 个月的婴幼儿,潜伏期 1～3 天,常伴发热和上呼吸道感染症状。本病起病急,病初即有呕吐,然后腹泻,大便呈水样或蛋花汤样,带有少量黏液,无腥臭,每天数次至十余次,常伴脱水和酸中毒。本病为自限性疾病,病程 3～8 天,少数较长,大便镜检偶见少量白细胞。病程进行到第 1～3 天时,大量病毒从大便排出,最长达 6 天。血清抗体一般 3 周后上升,病毒较难分离,免疫电镜、酶联免疫或核酸电泳等均有助于诊断。

(2)诺沃克病毒肠炎:本病多见于年龄较大的儿童及成年人,临床表现与轮状病毒肠炎相似。

(3)大肠杆菌肠炎:本病常发生于 5～8 月份,病情轻重不一。大肠杆菌肠炎患儿的大便呈蛋花汤样,腥臭,有较多黏液,偶见血丝或黏冻便,常伴有呕吐,多无发热和全身症状,主要表现为水、电解质紊乱,病程 1～2 周。

大肠杆菌肠炎可分为产毒素性大肠杆菌肠炎、侵袭性大肠杆菌肠炎和出血性大肠杆菌肠炎。

产毒素性大肠杆菌肠炎起病较急,患儿主要症状为呕吐、腹泻,大便呈水样,无白细胞,常发生明显的水、电解质和酸碱平衡紊乱,病程5～10天。

侵袭性大肠杆菌肠炎起病急,患儿高热,腹泻频繁,大便呈黏冻状,带脓血,常伴恶心、腹痛、里急后重等症状,有时可出现严重中毒症状,甚至休克。该病的临床症状与细菌性痢疾较难区别,需行大便培养鉴别。

出血性大肠杆菌肠炎患儿大便次数增多,开始为黄色水样便,后转为血水便,有特殊臭味;大便镜检可见大量红细胞,常无白细胞;常伴腹痛,可伴发溶血尿毒综合征和血小板减少性紫癜。

(4)空肠弯曲菌肠炎:本病全年均可发病,多见于夏季,可散发或暴发流行。以6个月至2岁的婴幼儿发病率最高,家畜、家禽是主要的感染源,经粪-口、动物-人或人-人途径传播,潜伏期2～11天。本病起病急,症状与细菌性痢疾相似,如发热、呕吐、腹痛、腹泻,大便呈黏液或脓血便,有恶臭味。产毒菌株感染可引起水样便,大便镜检有大量白细胞及数量不等的红细胞,可并发严重的小肠结肠炎、败血症、肺炎、脑膜炎、心内膜炎、心包炎等。

(5)耶尔森菌小肠结肠炎:本病多发生于冬春季节,以婴幼儿为多见,潜伏期10天左右。患儿无明显前驱症状,临床症状与年龄有关:5岁以下患儿以腹泻为主要症状,粪便为水样、黏液样、脓样或带血,大便镜检有大量白细胞,多伴腹痛、发热、恶心和呕吐;5岁以上患儿以腹痛、血液白细胞增高、血沉加快为主要表现,酷似急性阑尾炎。本病可并发肠系膜淋巴结炎、结节性红斑、反应性关节炎、败血症、心肌炎、急性肝炎、肝脓肿、结膜炎、脑膜炎、尿道炎或急性肾炎等,病程1～3周。

(6)鼠伤寒沙门氏菌肠炎:本病全年发病,以4～9月发病率最高,患儿多数为2岁以下的婴幼儿,易在儿科病房发生流行,经口传播,潜伏期8～24 h。患儿的主要临床表现为发热、恶心、呕吐、腹痛、腹胀,呈喷射样腹泻,每日大便次数可达30次以上,呈黄色或墨绿色稀便、水样便、黏液便或脓血便。大便镜检可见大量白细胞及不同数量的红细胞,严重者可出现脱水、酸中毒及全身中毒症状,甚至休克,也可引起败血症及脑脊髓膜炎,一般病程为2～4周。患儿带菌率高,部分患儿病后可排菌2个月以上。

(7)金黄色葡萄球菌肠炎:本病很少为原发性,多继发于大量应用广谱抗生素后或继发于慢性疾病的基础上。患儿起病急,中毒症状重,表现为发热、呕吐、频泻,不同程度的脱水、电解质紊乱,严重者可发生休克。病初大便为黄绿色,3~4 天后多转变为腥臭的海水样便,黏液多。大便镜检有大量脓细胞及革兰氏阳性菌。大便培养有葡萄球菌生长,凝固酶阳性。

(8)伪膜性肠炎:本病多见于长期使用抗生素后,是由于长期使用抗生素导致肠道菌群紊乱,使难辨梭状芽胞杆菌大量繁殖,产生坏死毒素所致。患儿的主要症状为腹泻,大便呈黄稀水样或黏液便,少数带血,有伪膜排出(肠管状),伴有发热、腹胀、腹痛,腹痛常先于腹泻或与腹泻同时出现;常伴有显著的低蛋白血症,水、电解质紊乱,全身软弱呈慢性消耗状。轻症患儿一般于停药后 5~8 天停止腹泻,严重者可发生脱水、休克甚至死亡。如果患儿腹泻发生于停药后,或腹泻出现后持续使用抗生素,则病程常迁延。

(9)白色念珠菌肠炎:本病多发生于体弱、营养不良的小儿,长期滥用广谱抗生素或肾上腺皮质激素者。患儿口腔内常伴有鹅口疮,大便次数增多,色稀黄或发绿,泡沫较多,带黏液,有时可见豆腐渣样细块(菌落),大便在镜下可见真菌孢子和假菌丝,作粪便真菌培养有助于鉴别。

(10)小儿迁延性和慢性腹泻:本病病因复杂,目前认为包括感染、过敏、先天性消化酶缺陷、免疫缺陷、药物因素、先天畸形等,其中以感染后腹泻最为常见。对慢性腹泻患儿的肠黏膜活体组织检查结果表明,小肠黏膜结构和功能持续损害或正常修复机制受损,是小儿腹泻迁延不愈的重要原因。本病患儿可分为以下两类:

第一类是有急性腹泻史:急性感染性腹泻多为一过性的,但如果宿主不能产生正常的免疫反应,反复接触感染病原体,或因感染严重损伤肠黏液,则急性腹泻可转为慢性腹泻。多数患儿因黏膜持续损伤致腹泻迁延不愈,少数为感染原持续作用。可见十二指肠、空肠黏膜变薄,肠绒毛萎缩,肠细胞溢出,脱落增加,微绒毛变性,使得上皮细胞更新加速,这可能与肠黏膜表面微生物的黏附有关。由于黏膜再生时间不足,这些新生的上皮细胞类似于隐窝细胞,故功能低下。双糖酶(尤其是乳糖酶)活性以及刷状缘肽酶活性降低,加上有效吸收面积的减少,可引起各种营养物质消化吸收不良。另外,肠黏膜损伤增加了对病原因子和大分子物质的通透性,使黏膜对外来抗原致敏。

第二类是营养不良患儿:腹泻时小肠上段所有细菌都显著增多,十二指肠内厌氧菌和酵母菌过度繁殖。由于大量细菌对胆酸的脱结合作用,使游离胆酸浓度大为增高。高浓度游离胆酸有损害小肠细胞的作用,还会阻碍脂肪微粒的形成。严重营养不良患儿的细胞免疫功能存在缺陷,分泌型抗体、吞噬细胞功能和补体水平降低,因而增加了对病原体及食物蛋白抗原的易感性。总之,持续腹泻易发生营养不良,而营养不良又易使腹泻迁延不愈,两者互为因果,形成恶性循环。

（三）消化不良

我国儿科患者中,功能性消化不良的发病率尚无规范统计,但该病已经成为儿科消化门诊常见的就诊原因。由于许多儿科临床医生对功能性消化不良缺乏足够的认识,因而不能及时做出正确的诊断与治疗,延缓患儿的身心康复,影响患儿的学习与生活质量。

目前认为,小儿消化不良是多因素综合作用的结果,如胃肠运动功能障碍、内脏高敏感性、胃酸分泌异常、幽门螺杆菌感染、精神心理因素等。功能性消化不良是常见的儿童功能性胃肠病,临床表现为餐后饱胀、早饱、上腹疼痛或烧灼感,但与排便无关,经过适当评估,症状不能用其他疾病来完全解释。根据患儿的症状,临床上将其分为餐后不适综合征和上腹痛综合征两型。

功能性消化不良的发病机制尚不清楚,可能与黏膜免疫、炎症功能改变以及中枢神经、脑-肠轴及肠神经调节功能改变有关。

功能性消化不良的常见症状有上腹痛、腹胀、胃气胀、早饱、嗳气、恶心、呕吐、上腹灼热感等,这些症状持续存在或反复发作,但缺乏特异性,并且极少全部同时出现,多只出现一种或数种。这些症状会影响患儿进食,导致长期营养摄入不足,故患儿营养不良的发生率较高,也可能发生生长发育迟缓。不少患儿合并有神经症、焦虑症等精神心理症状。

（四）小儿营养不良

长期摄食不足是导致小儿营养不良的主要原因。多产、双胎及早产儿若不注意科学喂养,唇裂等先天畸形及结核等慢性消耗性疾病也可导致小儿营养不良。患儿多表现为体重不增或减轻,皮下脂肪逐渐消失,顺序一般为腹部→胸背部→腰部→双侧上下肢→面颊部。重者可出现肌肉萎缩,运动功能发育迟缓,智力低下,免疫力差,易患消化不良及各种感染。

1.小儿营养不良的分类

（1）原发性营养不良。原发性营养不良多由孕妇膳食中的营养素不足或某些营养素缺乏导致,如营养性缺铁性贫血、维生素 D 缺乏性佝偻病等。

（2）继发性营养不良。导致继发性营养不良的原因较多,包括机体对营养素的摄取、消化、吸收和利用障碍;机体对营养素的需要量增加;机体排泄营养素增多;体内营养素分解加剧等。其中,以营养素摄入不足和吸收不良为引起继发性营养不良的主要原因,尤其是当机体处于生长发育、妊娠、授乳和疾病状态时,对营养素的需求增加,更易造成营养不良。

当前比较常见的营养不良的类型主要有蛋白质热能营养不良、缺铁性贫血、单纯性甲状腺肿、钙缺乏症、锌缺乏症、干眼病、佝偻病、脚气病、维生素 B 缺乏症、癞皮病、巨幼细胞性贫血等,其中蛋白质热能营养不良、缺铁性贫血、单纯性甲状腺肿和干眼病被称为"世界四大营养缺乏病"。

2.小儿营养不良的程度

小儿营养不良按轻重程度可分为三度,Ⅰ度为轻型,Ⅱ度、Ⅲ度为重型。

Ⅰ度营养不良:患儿精神状态正常,体重低于正常值的 15%～25%,腹壁皮下脂肪厚度为 0.4～0.8 cm,皮肤干燥,身高不受影响。

Ⅱ度营养不良:患儿精神不振,烦躁不安,肌张力减弱,肌肉松弛,体重低于正常值的 25%～40%,腹壁皮下脂肪厚度小于 0.4 cm,皮肤苍白、干燥,毛发无光泽,身高比正常减低。

Ⅲ度营养不良:患儿精神萎靡,嗜睡与烦躁不安交替出现,智力发育落后,肌肉萎缩,肌张力低下,体重低于正常值的 40%以上,腹壁皮下脂肪消失,额部出现皱纹,呈老人样面容,皮肤苍白、干燥、无弹性,毛发干枯,身高明显低于正常,常有体温低、脉搏缓慢、食欲不佳、便秘,严重者可因血清蛋白水平降低而出现营养不良性水肿。

（五）小儿营养性缺铁性贫血

营养性缺铁性贫血是由于体内铁缺乏导致血红蛋白合成减少所致,临床上以小细胞低色素性贫血、血清铁蛋白减少和铁剂治疗有效为特点。缺铁性贫血是小儿最常见的一种贫血,以婴幼儿发病率为最高,可严重危害小儿健康,是我国重点防治的小儿常见病之一。

轻度贫血症状虽然不容易被父母们发现,但通过仔细观察,还是能找到一些蛛丝马迹的,如年龄较小的孩子表现为脸色苍白、食欲不佳,稍大些的孩子表现为无精打采或烦躁不安。如果在贫血较轻的时候没有及时治疗,等病情进一步加重了,孩子会出现呼吸道和消化道反复感染,经常生病。

1.小儿营养性缺铁性贫血的临床表现

营养性缺铁性贫血在任何年龄均可发病,以6个月至2岁最多见。该病发病缓慢,其临床表现随病情轻重而有不同。

(1)一般表现:患儿皮肤黏膜逐渐苍白,以唇、口腔黏膜及甲床较为明显;易疲乏,不爱活动,年长儿可诉头晕、眼前发黑、耳鸣等。

(2)髓外造血表现:由于发生髓外造血,肝、脾可轻度肿大,年龄愈小、病程愈久、贫血愈重,则肝脾肿大愈明显。

(3)非造血系统症状:

①消化系统症状:患儿食欲减退,少数有异食癖(如嗜食泥土、墙皮、煤渣等);可有呕吐、腹泻;可出现口腔炎、舌炎或舌乳头萎缩;重者可出现萎缩性胃炎或吸收不良综合征。

②神经系统症状:患儿表现为烦躁不安或萎靡不振,精神不集中,记忆力减退,智力多数低于同龄儿。

③心血管系统症状:患儿明显贫血时心率增快,严重者心脏扩大,甚至发生心力衰竭。

④其他:因细胞免疫功能降低,常合并感染;患儿可因上皮组织异常而出现反甲。

2.小儿营养性缺铁性贫血的发病机制

(1)缺铁对血液系统的影响:铁是合成血红蛋白的原料,缺铁时血红素生成不足,进而导致血红蛋白的合成也减少,导致新生的红细胞内血红蛋白含量不足,细胞质减少,细胞变小;而缺铁对细胞的分裂、增殖影响较小,故红细胞数量减少程度不如血红蛋白减少明显,从而形成小细胞低色素性贫血。

缺铁的病理生理通常包括以下三个时期:

①铁减少期:此期体内储存铁已减少,但供红细胞合成血红蛋白的铁尚未减少。

②红细胞生成缺铁期:此期储存铁进一步耗竭,红细胞生成所需的铁亦不足,但循环中血红蛋白的量尚未减少。

③缺铁性贫血期:此期出现小细胞低色素性贫血,还有一些非造血系统的症状。

(2)缺铁对其他系统的影响:缺铁可影响肌红蛋白的合成,并可使多种含铁酶(如细胞色素酶、单胺氧化酶、核糖核苷酸还原酶、琥珀酸脱氢酶等)的活性减低。由于这些含铁酶与生物氧化、组织呼吸、神经介质分解与合成有关,故铁缺乏时可造成细胞功能紊乱,尤其是单胺氧化酶的活性降低,造成重要的神经介质如 5-羟色胺、去甲肾上腺素、肾上腺素及多巴胺含量发生明显变化,不能正常发挥功能,因而产生一些非造血系统的表现,如体力减弱、易疲劳、表情淡漠、注意力难以集中、记忆力减退和智力下降等。缺铁还可引起组织器官的异常,如口腔黏膜异常角化、舌炎、胃酸分泌减少、脂肪吸收不良和反甲等。此外,缺铁还可引起细胞免疫功能降低,导致患儿易患感染性疾病。

（六）小儿维生素 D 缺乏性佝偻病

维生素 D 缺乏性佝偻病是以维生素 D 缺乏,导致钙、磷代谢紊乱和骨骼的钙化障碍为主要特征的疾病。维生素 D 是维持高等动物生命所必需的营养素,它是钙代谢最重要的生物调节因子之一。维生素 D 时时刻刻都在参与体内钙和矿物质平衡的调节,维生素 D 不足导致的佝偻病是一种慢性营养缺乏病,它发病缓慢,不容易引起家长的重视,但会严重影响小儿的生长发育。

维生素 D 缺乏性佝偻病在临床上主要表现为骨骼改变、肌肉松弛以及非特异性的精神和神经症状。重症佝偻病可影响消化系统、呼吸系统、循环系统及免疫系统,同时对小儿的智力发育也有影响。

维生素 D 缺乏性佝偻病在临床上分为初期、激期、恢复期和后遗症期,其中初期、激期和恢复期统称为活动期。

（1）初期:多数患儿从 3 个月大左右开始发病,此期以精神或神经症状为主,患儿有睡眠不安、好哭、易出汗等现象,出汗后可因头皮痒而在枕头上摇头摩擦,出现枕部秃发。

（2）激期:除初期症状外,此期患儿以骨骼改变和运动机能发育迟缓为主。用手指按在 3～6 个月患儿的枕骨及顶骨部位可感觉颅骨内陷,随手放松而弹回,称"乒乓球征"。8～9 个月以上的患儿头颅常呈方形,前囟大及闭合延迟,严重者 18 个月时前囟尚未闭合;两侧肋骨与肋软骨交界处膨大如珠子,称"肋串珠";胸骨中部向前突出,形似"鸡胸",或下陷成"漏斗胸";胸廓下缘向外翻起为"肋缘外翻";脊柱后突、侧突;会站、走的小儿由于体重压在不稳固的两下肢长骨上,两腿会形成向内或向外弯曲畸形,即"O"形或"X"形腿。

患儿的肌肉韧带松弛无力,因腹部肌肉软弱而使腹部膨大,平卧时呈"蛙状腹";因四肢肌肉无力,故学会坐、站、走的年龄都较晚,且因两腿无力容易跌跤。患儿出牙较迟,牙齿不整齐,容易发生龋齿。

患儿大脑皮质功能异常,条件反射形成缓慢,表情淡漠,语言发育迟缓,免疫力低下,易并发感染、贫血。

(3)恢复期:经过一定的治疗后,患儿的各种临床表现均消失,肌张力恢复,血液生化改变和X线片表现也恢复正常。

(4)后遗症期:多见于3岁以后的小儿,经治疗或自然恢复后临床症状消失,仅重度佝偻病遗留不同部位、不同程度的骨骼畸形。

(七)感染性疾病

小儿感染性疾病有水痘、流行性腮腺炎、手足口病、结核病等。

1.水痘

水痘是一种小儿常见的出疹性传染病,由水痘病毒引起,经呼吸道传染是主要的传播途径,另一种传播途径是接触传染,即接触了被水痘病毒污染的食具、玩具、被褥及毛巾等而被感染。水痘多见于1~6岁的小儿,其传染性很强,常在托儿所、幼儿园等儿童中集体流行。

2.流行性腮腺炎

流行性腮腺炎是由腮腺炎病毒引起的急性呼吸道传染病,呈世界性分布,在我国属于法定丙类传染病,全年均可发病,以冬春季为高峰。该病多发于儿童,呈散发或流行,在儿童集体机构中可形成暴发流行。流行性腮腺炎以唾液腺急性非化脓性肿胀为特征,常伴发脑膜炎、胰腺炎及睾丸炎等。其病原体为流行性腮腺炎病毒,直径90~135 nm,系RNA病毒,属副黏病毒科。此病毒具有V抗原(病毒抗原)和S抗原(可溶性抗体),感染后1周在患者体内可出现S抗体,2周内达高峰,以后渐下降,可持续存在6~12个月,但此抗体不具有免疫保护作用。V抗体出现晚,病后2~3周才可测得,4~5周达高峰,2年后仍可测出,此抗体对患儿具有免疫保护作用。

流行性腮腺炎病毒在乙醇、甲醇、1%的来苏液中经数分钟可被杀灭,用紫外线照射可迅速死亡;在冷冻条件下可生存较久,如-45 ℃可生存9个月,4 ℃可保持活力2个月,但在37 ℃只能生存24 h。此病毒还可在鸡胚羊膜腔和各种组织(人和猴)培养中增殖,在一定条件下能与猪、鸡、羊等的红细胞发生凝集反应。

小儿流行性腮腺炎的潜伏期为2~3周,平均为18天。根据病症的发展,可分为前驱期和腮腺肿大期。

前驱期很短,为数小时至1~2天,患儿常有发热、食欲缺乏、全身无力、头痛、呕吐等表现。少数患儿早期可并发脑膜炎,可出现脑膜刺激征。

进入腮腺肿大期后,腮腺肿大先在一侧肿大,然后另一侧也肿大,也有仅一侧腮腺肿大或无肿大的病例。腮腺肿大的特点是以耳垂为中心向周围扩大,边缘不清,触之有弹性及触痛,表面皮肤不发红。肿胀范围上缘可达颧骨弓,后缘可达胸锁乳突肌,下缘可延伸到颌下达颈部。腮腺肿大 3～5 天达高峰,继而渐缩小,一般 1 周左右消退,偶有延至 2 周者。有时颌下腺和舌下腺均可肿大,以前者肿大为多见,有些病例仅有颌下腺肿大而腮腺不肿大。部分患儿颌下腺、舌下腺及腮腺可始终无明显肿胀,而仅有病毒血症或并发症的表现,腮腺管口可见红肿。患儿感到腮腺局部胀痛和感觉过敏,张口和咀嚼时更明显。在腮腺肿大的同时,患儿体温仍升高,但体温升高的程度及持续时间的长短与腮腺肿大程度无关。患儿发热持续时间不一,短者 1～2 天,少数可达 2 周。发热以中等度热为多见,低热与高热均少见,约 20％的患儿体温始终正常。

3.手足口病

手足口病是由肠道病毒引起的传染病,多发生于 5 岁以下儿童,可引起手、足、口腔等部位的疱疹,少数患儿可出现心肌炎、肺水肿、无菌性脑膜炎等并发症,个别重症患儿病情发展快,可导致死亡。

4.结核病

结核病是由结核杆菌引起的慢性感染性疾病,全身各个器官都可累及,但以肺结核最为常见。小儿结核病指的是从出生至 16 岁少年儿童所患的结核病。小儿结核病的传染源主要是成人患者,尤其是家庭内传染极为常见,接触活动性肺结核患者的小儿的结核病感染率、发病率与患病率都较一般小儿显著升高。小儿时期初染结核病易形成血行播散和结核性脑膜炎。

小儿结核病的临床表现主要为低热和结核中毒症状,呼吸系统症状多不明显,如出现咳嗽、多痰、咯血或呼吸困难等,多为病情已经严重的表现。

患儿肺部体征不明显,与肺内病变不成比例,只有在病灶范围广泛弥漫或有空洞时,才有相应的体征。浅表淋巴结轻度或中度肿大,肝、脾可轻度肿大,此外应注意有无高度过敏表现,如结节性红斑、疱疹性结膜炎和瘰疬性面容等。

小儿结核病的传播途径有以下几种:

(1)呼吸道传染:这是主要的传染途径,健康小儿吸入带菌的飞沫或尘埃后可引起感染,产生肺部原发病灶。

(2)消化道传染:患儿多因饮用未消毒的污染了牛型结核杆菌的牛奶或污

染了人型结核杆菌的其他食物而得病,多产生咽部或肠道原发病灶。

(3)其他传染途径:其他传染途径中,经皮肤传染极少见。先天性结核病的传染途径为经胎盘或吸入羊水感染,患儿多于出生后不久发生粟粒性结核病,母亲产前多患有全身性结核,主要为粟粒性结核病或生殖器结核。

三、神经系统疾病

小儿的神经系统疾病主要有结核性脑膜炎、癫痫等。

(一)结核性脑膜炎

结核性脑膜炎简称"结脑",是小儿结核病中最严重的类型,常在结核原发感染后1年以内发生,尤其在初染结核菌3~6个月内最易发生,多见于3岁以内的婴幼儿(约占60%)。

结脑常为全身性粟粒性结核病的一部分,通过血行播散。婴幼儿中枢神经系统发育不成熟、血-脑屏障功能不完善、免疫功能低下与本病的发生密切相关。结脑亦可由脑实质或脑膜的结核病灶破溃,结核菌进入蛛网膜下腔及脑脊液中所致,偶见脊椎、颅骨或中耳与乳突的结核灶直接蔓延侵犯脑膜。

小儿结核性脑膜炎的临床表现如下:

1.典型表现

典型结脑起病多较缓慢,根据其临床表现,病程大致可分为三期。

(1)早期(前驱期,1~2周):主要症状为小儿性格改变,如少言、懒动、易倦、烦躁、易怒等,可伴有发热、盗汗、消瘦、呕吐、便秘(婴儿可为腹泻)等;年长儿可自诉头痛,多轻微或非持续性,婴儿则表现为蹙眉皱额,或凝视、嗜睡,或发育迟滞等。

(2)中期(脑膜刺激期,1~2周):患儿因颅内压增高致剧烈头痛、喷射性呕吐、嗜睡或烦躁不安、惊厥等。患者可出现明显的脑膜刺激征,颈项强直,克尼格(Kernig)征、布鲁津斯基(Brudzinski)征阳性,幼婴儿则表现为前囟膨隆、颅缝裂开。患儿此期可出现颅神经障碍,最常见者为面神经瘫痪,其次为动眼神经和外展神经瘫痪;部分患儿可出现脑炎体征,如定向障碍、运动障碍或语言障碍,眼底检查可见视盘水肿、视神经炎或脉络膜粟粒状结核结节。

(3)晚期(昏迷期,1~3周):以上症状逐渐加重,由意识不清、半昏迷继而昏迷,阵挛性或强直性惊厥频繁发作。患儿极度消瘦,呈舟状腹,常出现水、电解质代谢紊乱,最终因颅内压急剧增高导致脑疝,致使呼吸及心血管运动中枢麻痹而死亡。

2.不典型表现

结脑的不典型临床表现为：

(1)婴幼儿起病急,进展较快,有时仅以惊厥为主诉。

(2)早期出现脑实质损害者,可表现为舞蹈症或精神障碍。

(3)早期出现脑血管损害者,可表现为肢体瘫痪。

(4)合并脑结核瘤者可似颅内肿瘤表现。

(5)当颅外结核病变极端严重时,可将脑膜炎表现掩盖而不易识别。

(6)在抗结核治疗过程中发生脑膜炎时,常表现为顿挫型。

3.分型

根据小儿结脑的病理变化、病情轻重及临床表现,可分为以下四型：

(1)浆液型。浆液型的特点为浆液渗出物仅局限于脑底,脑膜刺激征及颅神经障碍不明显,脑脊液变化轻微,常在粟粒型结核病常规检查脑脊液时发现。此型多见于疾病早期,病情较轻。

(2)脑底脑膜炎型。脑底脑膜炎型为最常见的一型,其浆液纤维蛋白性渗出物较弥漫,炎性病变主要位于脑底。患儿有明显的脑膜刺激征,颅高压及颅神经障碍突出,但没有脑局灶性症状,脑脊液呈典型的结脑改变。此型多见于疾病中期,病情较重。

(3)脑膜脑炎型。脑膜脑炎型患儿的脑膜和脑实质均受累,脑血管变化明显,可出现脑局灶性症状,如肢体瘫痪或偏瘫,语言障碍甚至失语,手足徐动或震颤,颅高压或脑积水症状显著。患儿脑脊液改变较轻,恢复较快,与临床表现不平行。此型病程长,迁延不愈或恶化、复发,预后差。

(4)脊髓型。脊髓型的炎症蔓延至脊髓膜或脊髓,除脑及脑膜症状明显外,尚出现脊髓和神经根障碍,如截瘫、感觉障碍、括约肌功能障碍等。因脑脊液通路梗阻,故脑脊液可呈黄色,有明显的蛋白-细胞分离现象。此型病程长,多见于年长儿,临床恢复慢,常遗留截瘫等后遗症。

并发症及后遗症方面,结脑最常见的并发症为脑积水、脑实质损害、脑出血及颅神经障碍,其中,前三型是导致结脑死亡的常见原因；严重后遗症为脑积水、肢体瘫痪、智力低下、失明、失语、癫痫及尿崩症等。晚期结脑发生后遗症者约占2/3,而早期结脑后遗症甚少。

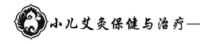

（二）癫痫

癫痫俗称"羊角风"，是小儿时期常见的一种病因复杂的、反复发作的神经系统综合征，是由阵发性、暂时性的脑功能紊乱所致的惊厥发作。癫痫的病因分为原发性和继发性两种，临床表现为反复发作的肌肉抽搐，意识、感觉及情感等方面短暂异常。该病主要因小儿神经系统发育不健全，大脑皮层受到刺激产生过度异常放电所致。惊厥时，绝大多数小儿不省人事，两眼紧闭或半睁，眼球上翻，牙关紧闭，口角抽动，头向后仰，四肢反复屈伸，口唇青紫，身体强直，持续十几秒钟到数分钟。

癫痫是一种慢性疾病，小儿癫痫的病因多样，临床表现也各异。不过，小儿癫痫发作时的表现形式虽多种多样，但都具有突发、突止和周期性发作的特点，下面介绍几种常见的癫痫发作临床表现。

1.儿童癫痫早期症状

患儿在吃奶及睡眠时头部易多汗，由于汗液刺激，患儿喜欢摇头，摇头时枕部受到摩擦，日久而致脱发。此外，患儿烦躁不安，睡眠时易惊醒。

2.儿童癫痫大发作

大发作又称"全身强直阵挛发作"。大发作时，患儿突然神志丧失，全身强直阵挛性抽动，呼吸暂停，口吐白沫，四肢抽动，可能伴有舌咬伤和尿失禁。一般持续 1～5 min，抽动停止后入睡。患儿醒后可有头痛、无力，对发作无记忆。

3.儿童癫痫局限性发作

局限性发作又称"简单部分运动性发作"，患儿表现为病灶对侧口角、眼睑、手指、足趾或一侧面部及肢体末端短阵性抽搐或麻木刺痛。抽搐有时可由手指至上肢扩展到对侧，症状可持续数分钟以上。患儿发作时意识不丧失。

4.肌阵挛发作

患儿表现为某一块肌肉或肌肉群突然有力地快速抽动，有的呈局限性，有的可引起一侧或双侧肢体抽动，抽动时患儿手中拿的东西会掉出或甩出。躯干肌肉受累时表现为突然频繁用力点头、弯腰或后仰，站立时突然摔倒。

5.儿童失神癫痫

失神癫痫也称"失神小发作"，多在 5～7 岁发病，表现为突然发生和突然中止的短暂意识障碍，不抽动。在发作的时候，患儿会静止不动，脸色略有苍白，言语活动暂停，手不能握住物品，有时会站不稳。患儿发病频繁，但智力正常，一般发病可持续 2～15 s。

6.高热惊厥

高热惊厥是小儿时期特殊的、常见的癫痫综合征,多发于 6 个月至 3 岁的婴幼儿,这些患儿在出现高热惊厥前无神经系统症状,各方面情况良好。患儿由于某些诱因发热,体温达 38.5~40 ℃ 或更高时,可出现全身性惊厥,四肢抽动,两眼球上翻,口周发绀,神志不清,有时大小便失禁。简单型的高热惊厥发作持续时间不超过 10 min,仅在高热的第一天发作,缓解后不嗜睡;复杂型的高热惊厥发作持续时间长,一次发热可引起两次或更多次发作。高热惊厥有明显的遗传倾向。

第七章　小儿艾灸的应用

第一节　小儿艾灸保健的特点

艾灸因具有操作简单、方便,价格低廉,疗效显著,小儿易于接受等特点,而深受家长喜爱,值得在小儿保健外治方法中大力推广。因小儿属稚阴稚阳之体,故小儿疾病的艾灸保健有以下一些特点。

一、小儿易于接受

艾灸以温热、不刺激为主要特征,将温热的艾条悬灸在穴位上,距皮肤 2～3 cm 处施灸,其操作安全,温度适宜,小儿也感到舒适,可明显降低其畏惧心理,减少小儿在治疗疾病时的抗拒。

二、艾灸时间较短

小儿为稚阴稚阳之体,脏腑娇嫩,形气未充。对小儿穴位施以灸法时,穴位反应敏感,得气较快,疗效较佳,其艾灸时间与成人相比较短,一般每个穴位艾灸 5～10 min 即可得气。

三、取穴少而精

小儿形体娇小,脏腑娇嫩,选穴宜少而精,选取 2～4 个最符合小儿所患疾病临床表现的穴位施灸,或单独选取疾病所在部位施灸,即可达到治疗效果。如小儿不欲饮食,可选取足三里、中脘、脾俞三穴施灸,以改善小儿厌食的表现,健脾和胃。

四、疗程较短,减少用药

小儿生长发育较快,元气充足,气血运行通畅,其治疗效果出现较快,疗程较短。小儿艾灸不仅可缩短治疗疗程,还可缩短小儿服用药物的天数,从而减少对药物的摄入。

五、防病保健,促生长

《扁鹊心书》中就强调了艾灸对保健养生有重要作用,其中说:"保命之法,灼艾第一。"同样,艾灸可促进小儿的生长发育,比如艾灸大椎可增强免疫力,艾灸神阙可强身除病,艾灸命门可强肾固本。

第二节 小儿常见病的艾灸治疗

一、感冒

感冒的主要症状表现为恶寒发热、鼻塞流涕、咽痒咳嗽等。中医学将感冒辨证分为风寒感冒、风热感冒、暑邪感冒和时疫感冒,其中较为常见的是风寒感冒和风热感冒。

(一)分型

1.风寒感冒

风寒感冒是因风吹受凉而引起的感冒,秋冬季发生较多。其症状为手脚不温或发凉,鼻塞流涕,打喷嚏,喜热饮,咳嗽有痰,痰稀易咳出,小便清长,舌苔白腻,脉浮紧等。

2.风热感冒

小儿风热感冒的主要表现为发烧重,但怕冷怕风不明显,鼻腔堵塞流浊涕,咳嗽声重或有黏稠黄痰,头痛,口渴喜饮,咽红、咽干或痛痒,大便干,小便黄,检查可见扁桃体红肿、咽部充血,舌苔薄黄或黄厚,舌质红,脉浮而快。

（二）治疗

小儿艾灸主要用于治疗风寒感冒，在临床上要分清患儿是否适合艾灸。

1.选穴

大椎、双侧肺俞、神阙。

2.定位

大椎：位于第 7 颈椎棘突下凹陷中。

肺俞：在背部第 3 胸椎棘突下，旁开 1.5 寸。

神阙：在脐部中央。

（三）操作

患儿取俯卧位，充分暴露大椎、肺俞部位，点燃艾条一端后进行穴位施灸，将左手食指、中指分开放置在穴位两边，右手持艾条置于穴位上 2～3 cm 处，以患儿感到局部温热而不灼热，并且施灸者左手食指、中指无灼热感为度。患儿呈仰卧位，充分暴露腹部，用同样的方法艾灸神阙穴。每日一次，每穴 10 min。注意观察皮肤温度变化，并防止艾烬落下烫伤患儿皮肤，烧坏衣被。灸后如起水疱，小者可自行吸收，大者可用无菌空针抽出疱液，涂湿润烧伤膏，防止感染。

（四）日常养护

小儿感冒后，需注意外界环境是否舒适，避免过于寒冷或炎热。饮食宜清淡，忌口牛羊肉、海鲜等，避免饮食寒凉。患儿应加强体育锻炼以增强抵抗力；提倡母乳喂养，防治佝偻病及营养不良，并避免去人多拥挤的公共场所。

二、发热

发热是人体对抗入侵病原体的一种保护性反应，是人体正在发动免疫系统抵抗感染的一个过程。人体正常体温平均为 36～37 ℃（腋窝），正常小儿腋表体温为 36～37 ℃，腋表体温如超过 37.4 ℃可认为是发热（37.4～38 ℃是低热，38.1～39 ℃是中等度热，39.1～41 ℃是高热，41 ℃以上是超高热）。小儿生理特点可用"阳常有余，阴常不足"来概括，发热多分为外感发热和内伤发热。

（一）分型

1.外感发热

外感发热多因小儿脏腑娇嫩，多易受风、寒等邪气侵袭机体，加之自身抵抗能力较弱,易致卫外之阳郁而发热。外感发热包括外感风寒证和外感风热证。

(1)外感风寒证:发热,无汗,头痛,怕冷,鼻塞,流清涕,舌淡红,苔薄白,脉浮紧,指纹鲜红。

(2)外感风热证:发热,微汗出,口干,咽痛,鼻流黄涕,舌淡红,苔薄黄,脉浮数,指纹红紫。

2.内伤发热

内伤发热大致包括肺胃实热证和阴虚内热证两类。

(1)肺胃实热证:患儿高热、面赤,不思饮食,口渴欲饮,喜冷饮,烦躁便秘,小便黄赤,手、脚、肚脐均热,舌红苔燥,脉滑燥,指纹深紫。

(2)阴虚内热证:患儿午后发热,手足心热,盗汗,不思饮食,舌红苔薄,脉细数,指纹淡紫。

(二)治疗

治疗小儿发热多选取涌泉穴。

1.选穴

外感发热:风寒选取大椎,风热选取曲池。

内伤发热:肺胃实热选取内庭,阴虚内热选取太溪。

2.定位

涌泉:位于足底部,蜷足时足前部凹陷处,相当于足底第2～3跖趾缝纹头端与足跟连线的前1/3与后2/3交点上。

大椎:位于第7颈椎棘突下凹陷中。

曲池:位于肘横纹外侧端,屈肘时在尺泽与肱骨外上髁连线的中点处。

内庭:位于足背,当第2～3跖骨结合部前方凹陷处。

太溪:位于足踝区,内踝尖与跟腱之间的凹陷处。

每次选取2～4个穴位艾灸即可,并保证小儿饮水量充足,避免燥热伤津,大便秘结。

(三)操作

患儿取仰卧位,充分暴露足部以及肘部,点燃艾条一端后进行穴位施灸,将左手食指、中指分开放置在穴位两边,右手持艾条置于穴位上2～3 cm处,以患儿感到局部温热而不灼热,并且施灸者左手食指、中指无灼热感为度。患儿取仰卧位,充分暴露肩颈部,且同样的方法艾灸大椎穴。每日一次,每穴10 min。

注意观察皮肤温度变化,并防止艾烬落下烫伤患儿皮肤,烧坏衣被。灸后如起水疱,小者可自行吸收,大者可用无菌空针抽出疱液,涂湿润烧伤膏,防止感染。

(四)日常养护

(1)发热患儿在饮食上要忌食牛羊肉、海鲜等,多食清淡、容易消化的食物;并适当增添衣物,避免再次受外邪侵袭。

(2)患儿发热时要及时化验血常规,以明确病因。血常规中若见外周血白细胞计数降低,多为病毒感染;外周血白细胞及中性粒细胞百分比增高,多为细菌感染;外周血中有异常淋巴细胞提示病毒感染;有幼稚细胞则提示白血病。

(3)若患儿出现以下情况需警惕或紧急处理:出现热性惊厥;3个月内婴儿发热;发热持续超过5天;发热超过40℃且对乙酰氨基酚或布洛芬不能在2 h内有效降温;小儿行为明显改变,如不爱玩耍、没有食欲、很少说话、对周围事物漠不关心或突然出现以前从没有过的特殊表现;尿少提示脱水,如婴儿每天尿湿的尿布少于3块,或大一些的儿童8~12 h没有小便等。

三、咳嗽

咳嗽是由于外邪犯肺或脏腑功能失调,而导致肺失宣降,肺气不宣作咳或肺气不降作咳,咳吐痰涎的一种小儿常见肺系病证。

(一)分型

咳嗽分为外感咳嗽和内伤咳嗽两大类。

1.外感咳嗽

(1)风寒咳嗽:以咽痒声重,鼻塞流涕,恶寒发热无汗,舌苔薄白,脉浮紧,指纹浮红为特征。

(2)风热咳嗽:以咽喉疼痛,口渴,浊涕,发热,微汗出,舌质红,脉浮数,指纹紫为特征。

2.内伤咳嗽

(1)痰湿咳嗽:以咳声重浊,喉间痰鸣,纳呆,苔白腻,脉濡,指纹紫为特征。

(2)痰热咳嗽:以发热后咳嗽,咳声深沉,痰黄质稠,面红,唇红,口渴,烦躁不宁,尿少色黄,舌红,苔黄腻,脉滑数,指纹绛为特征。

(3)阴虚咳嗽:以咳嗽日久,干咳无痰,喉痒声嘶,面颊红赤,潮热盗汗,咽干口渴,舌红少苔,脉细数,指纹深红为特征。

(4)气虚咳嗽:以咳嗽日久,咳声无力,气短懒言,语声低微,面白,畏寒,动则汗出,舌质淡,脉细,指纹淡为特征。

(二)治疗

1.主穴

主穴为肺俞、中府。

风寒咳嗽:大椎。

风热咳嗽:列缺。

痰湿咳嗽:丰隆。

痰热咳嗽:曲池、丰隆。

阴虚咳嗽:涌泉、太溪。

气虚咳嗽:气海、关元。

2.定位

肺俞:位于背部,在第3胸椎棘突下,旁开1.5寸。

中府:位于胸前壁外上方,前正中线旁开6寸,平第1肋间隙处。

大椎:位于第7颈椎棘突下凹陷中。

列缺:位于前臂桡侧缘,桡骨茎突上方,腕横纹上1.5寸。

丰隆:位于小腿前外侧,外踝尖上8寸,条口穴外1寸,距胫骨前缘两横指处。

曲池:位于肘横纹外侧端,屈肘时在尺泽与肱骨外上髁连线的中点处。

涌泉:位于足底部,蜷足时足前部凹陷处,相当于足底第2~3跖趾缝纹头端与足跟连线前1/3与后2/3的交点上。

太溪:位于足踝区,内踝尖与跟腱之间的凹陷处。

气海:位于腹正中线脐下1.5寸。

关元:位于腹正中线脐下3寸。

每次选取2~4个穴位艾灸即可,并保证小儿饮水量充足,避免燥热伤津,大便秘结。

(三)操作

患儿充分暴露穴位,点燃艾条一端后进行穴位施灸。施灸者将左手食指、中指分开放置在穴位两边,右手持艾条置于穴位上方2~3 cm处,以患儿感到局部温热而不灼热,并且施灸者左手食指、中指无灼热感为度。若施灸者左手食指、中指感灼热,应立即抬高艾条,10 s后再次置于穴位上方2～3 cm处。每日一次,每穴10 min。注意观察皮肤温度变化,并防止艾烬落下烫伤患儿皮肤,烧坏衣被。灸后如起水疱,小者可自行吸收,大者可用无菌空针抽出疱液,涂湿润烧伤膏,防止感染。

(四)日常养护

(1)咳嗽患儿要忌食牛羊肉、海鲜、甜品零食等,多食清淡、容易消化的食物,避免生湿生痰食物而加重咳嗽咳痰症状。

(2)患儿在感冒发热时并未有咳嗽症状,但常在感冒发热症状改善或消退后遗留咳嗽,因此在患儿生病时,家长要有预见性,提前介入艾灸治疗,以预防咳嗽症状的出现或加重。

(3)患儿咳嗽不能见咳即止咳镇咳,咳嗽属于机体呼吸道保护性反应,只有应激性咳嗽才可把呼吸道内的异物、痰液等排除,因此咳嗽患儿要避免口服镇咳止咳药物,要以化痰止咳为先。

(4)咳嗽患儿应避免接触过敏原、受凉、有烟雾的环境;对药物诱发性咳嗽,最好的治疗方法是停药;对心因性咳嗽可给予心理疗法;可及时接种疫苗,预防呼吸道传染病和呼吸道感染。

四、哮喘

小儿哮喘也称为"支气管哮喘",简称"哮喘",是儿童期最常见的慢性呼吸道疾病。患儿存在反复发作性的喘息、气促、胸闷或咳嗽等症状,常在夜间和(或)清晨发作或加剧,多数患儿可经治疗缓解或自行缓解。不少哮喘患儿由于治疗不及时或治疗不当,最终发展为成人哮喘而迁延不愈,导致肺功能受损,部分患儿甚至完全丧失体力活动能力。严重哮喘发作时,若未得到及时有效的治疗可以致命。因此,小儿哮喘应及时介入治疗,以缓解症状,避免病情加重。

(一)分型

哮喘分为发作期和缓解期。

1.发作期

此期患儿咳喘气促,呈呼气性呼吸困难,喉间痰鸣,甚则张口抬肩,口唇青紫,鼻翼翕动,烦躁不安,不能平卧。

(1)寒性体质患儿的表现:痰稀、色白,多有泡沫,面色苍白,无汗肢冷,舌质淡,苔白,脉滑,指纹色红。

(2)热性体质患儿的表现:痰稠、色黄,胸闷面赤,口渴喜饮,大便干,小便黄,舌质红,苔黄,脉滑数,指纹色紫。

2.缓解期

此期患儿咳少气短,面色无华,自汗肢冷,喉间时有痰鸣,食少,便溏,易感冒,神疲乏力,舌质淡,苔薄白,脉缓无力,指纹淡红。

(二)治疗

1.发作期

主穴选取肺俞、定喘,体寒可灸命门,体热可灸涌泉。

2.缓解期

缓解期选取膏肓、肾俞。

3.定位

肺俞:位于背部第3胸椎棘突下,旁开1.5寸。

定喘:俯卧位或正坐低头,在背部第7颈椎棘突下,旁开0.5寸处。

命门:位于腹正中线上,脐下2寸处。

涌泉:位于足底部,蜷足时足前部凹陷处,相当于足底第2～3跖趾缝纹头端与足跟连线前1/3与后2/3的交点上。

膏肓:位于第4胸椎棘突下,旁开3寸。

肾俞:位于第2腰椎棘突下,旁开1.5寸。

(三)操作

患儿充分暴露背部穴位,点燃艾条一端后进行穴位施灸,施灸者将左手食指、中指分开放置在穴位两边,右手持艾条置于穴位上方2～3 cm处,以患儿感到局部温热而不灼热,并且施灸者左手食指、中指无灼热感为度。若施灸者左手食指、中指感灼热,则须立即抬高艾条,10 s后再次置于穴位上方2～3 cm处。涌泉穴艾灸方法同上,每日一次,每穴10 min。注意观察皮肤温度变化,并防止艾烬落下烫伤患儿皮肤或烧坏衣被。灸后如起水疱,小者可自行吸收,大者可用无菌空针抽出疱液,涂湿润烧伤膏,防止感染。

(四)日常养护

(1)若患儿处于急性发作期或持续状态,应以药物治疗为主,艾灸治疗

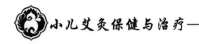

为辅。

(2)要注意小儿是否为过敏性哮喘,及时查找过敏原。

(3)患儿饮食要忌食牛羊肉、海鲜等发物,避免引起哮喘的发作或加重。

五、呕吐

呕吐是指胃失和降,气逆于上,迫使胃中之物从口中吐出的一种病症。临床以有物有声谓之呕,有物无声谓之吐,无物有声谓之干呕,由于呕与吐常同时发生,故合称为"呕吐"。呕吐可以是独立的症状,也可以是原发病的伴随症状。单纯呕吐可以把吃进过多的生冷食物及腐败有毒食物吐出来,也是机体的一种保护功能。

(一)分型

1.寒吐

患儿饮食后需经过一段时间才吐出,或朝食暮吐、暮食朝吐,呕吐物以清、稀、淡、白、薄为主要特征,并伴有面色苍白,四肢不温甚至发凉,腹痛喜暖,大便稀薄,小便清长,舌淡,苔薄白,指纹色红,脉沉细无力等表现。

2.热吐

患儿食入即吐,呕吐频繁,呕吐物以浊、稠、深、黄、厚为特征,并伴有面赤烦躁,口渴多饮,大便臭秽甚至秘结,小便黄短,舌红,苔黄腻,指纹色紫,脉滑数等表现。

3.伤食吐

患儿呕吐频作,呕吐物以酸臭乳块或不消化食物为特征,口气臭秽,脘腹胀满,大便酸臭,舌红,苔黄腻,指纹紫滞,脉滑实。

4.怒吐

患儿每因情志不畅或大怒导致呕吐,表现为嗳气吞酸,胸胁胀痛,苔薄白,脉弦,指纹色青。

(二)治疗

1.主穴
主穴选取中脘、胃俞。

寒吐:关元。

热吐:内庭。

伤食吐：下脘。

怒吐：太冲。

2.定位

中脘：在上腹部，前正中线上，脐中上 4 寸。

胃俞：位于第 12 胸椎棘突下，后正中线旁开 1.5 寸。

关元：位于腹正中线脐下 3 寸。

内庭：位于足背第 2～3 跖骨结合部前方凹陷处。

下脘：在上腹部，前正中线上，约脐中上 2 寸。

太冲：在足背第 1～2 跖骨间，跖骨结合部前方凹陷中。

（三）操作

患儿充分暴露腹部穴位，点燃艾条一端后进行穴位施灸，将左手食指、中指分开放置在穴位两边，右手持艾条置于穴位上方 2～3 cm 处，以患儿感到局部温热而不灼热，并且施灸者左手食指、中指无灼热感为度。若施灸者左手食指、中指感灼热，应立即抬高艾条，10 s 后再次置于穴位上方 2～3 cm 处。每日一次，每穴 10 min。注意观察皮肤温度变化，并防止艾烬落下烫伤患儿皮肤或烧坏衣被。灸后如起水疱，小者可自行吸收，大者可用无菌空针抽出疱液，涂湿润烧伤膏，防止感染。

（四）日常养护

(1)呕吐的患儿饮食要清淡，少食多餐，忌食油腻、甜食、辛辣等食品。

(2)呕吐时注意患儿头部不能仰卧，避免呕吐物呛入气道，引起窒息等危险。

(3)新生儿、婴儿哺乳不宜过急，哺乳后竖抱小儿身体，让其趴在母亲的肩上，轻拍背部至打嗝。

(4)注意饮食宜定时定量，避免暴饮暴食，不要过食煎炸肥腻食品及冷饮。

(5)注意饮食卫生，不吃不洁、腐败的食物。

(6)加强体育锻炼，增强身体抵抗力，防止病毒及细菌感染。

六、便秘

便秘指患儿排便次数减少，间隔时间延长，粪质坚硬干燥或患儿虽有便意但排便困难的现象。

（一）分型

1.实秘

患儿大便干结如羊屎状,排出困难甚至秘结不通,伴有面红身热,口干口臭,腹胀腹痛,纳食减少,小便短黄,舌红,苔黄腻或黄燥,指纹色紫,脉滑或沉。

2.虚秘

患儿大便不畅,排便间隔时间延长,或时有便意,大便虽不甚干燥但乏力难下,挣则汗出气短,便后疲乏,伴有面白无华,唇甲色淡,形瘦气怯,舌淡苔薄,指纹色淡,脉细。

（二）治疗

在艾灸时,一定要分辨患儿属于实秘还是虚秘。艾灸偏于温补,因此艾灸治疗适合虚秘的患儿。

1.虚秘

虚秘选取天枢、气海、关元、上巨虚。

2.定位

天枢:位于腹部,横平脐中,前正中线旁开2寸。

气海:位于腹正中线脐下1.5寸。

关元:位于腹正中线脐下3寸。

上巨虚:位于小腿前外侧,大约犊鼻下6寸,距胫骨前缘一横指处。

（三）操作

患儿充分暴露腹部穴位,点燃艾条一端后进行穴位施灸,将左手食指、中指分开放置在穴位两边,右手持艾条置于穴位上方2～3 cm处,以患儿感到局部温热而不灼热,并且施灸者左手食指、中指无灼热感为度。若施灸者左手食指、中指感灼热,应立即抬高艾条,10 s后再次置于穴位上方2～3 cm处。上巨虚艾灸方法同前。每日一次,每穴10 min。注意观察皮肤温度变化,并防止艾烬落下烫伤患儿皮肤或烧坏衣被。灸后如起水疱,小者可自行吸收,大者可用无菌空针抽出疱液,涂湿润烧伤膏,防止感染。

（四）日常养护

(1)便秘患儿应尽量合理膳食,多吃水果、蔬菜,尤其是粗纤维蔬菜,减少肉类的摄入。

（2）可适当给患儿揉腹，以促进胃肠蠕动。

七、腹泻

腹泻是指以患儿大便次数增多、粪质稀薄或如水样为主要特征的儿科疾病。小儿腹泻以夏秋两季较为多见，因小儿"脾常不足"的特点，故腹泻患儿主要见于 1 岁以内的婴幼儿，且年龄越小，症状越明显。其中，轮状病毒感染导致的腹泻较为常见。轮状病毒性肠炎多见于 6 个月至 2 岁的婴幼儿，多在秋冬季发病，病初常常发生呕吐，后出现腹泻，大便呈水样或蛋花汤样，易出现水、电解质紊乱的症状，常伴发热和上感症状，为自限性疾病，病程 3～8 天，大便镜检偶见少量白细胞，大便轮状病毒检测（ELISA 法）可快速诊断。

（一）分型

1.寒湿泻

患儿大便清稀，多泡沫，肠鸣腹痛，喜暖喜按，小便清长，口不渴，喜热饮，手心脚心以及肚脐发凉或不温，舌淡，苔白腻，指纹淡红，脉浮。

2.湿热泻

患儿起病较急，泻下急迫，大便如蛋花汤样，或夹黏液，色黄秽臭，腹痛即泻，肛门灼红，常伴有身热烦躁，口渴喜饮，小便黄少，舌红苔黄腻，指纹色紫，脉滑数。

3.伤食泻

患儿大便稀薄，夹有奶片或不消化的食物残渣，量多，酸臭或如腐败的鸡蛋，腹痛胀满，泻前哭闹，泻后痛减，常伴有嗳气酸馊，纳呆恶食，寐不宁，舌红，苔厚腻或微黄，指纹沉紫，脉滑数。

4.脾虚泻

患儿久泻不愈或反复发作，时轻时重，大便稀薄，色淡不臭，夹有未消化之物，往往食后即泻，常伴有面色萎黄，形体消瘦，神倦乏力，食欲不振，舌淡苔薄，指纹淡紫，脉缓弱。

（二）治疗

1.主穴

主穴选取天枢、神阙。

寒湿泻：关元、上巨虚。

湿热泻:阴陵泉、内庭。

伤食泻:梁门、中脘。

脾虚泻:脾俞、足三里。

2.定位

天枢:位于腹部,横平脐中,前正中线旁开 2 寸。

神阙:在脐部中央。

关元:位于腹正中线脐下 3 寸。

上巨虚:位于小腿前外侧,犊鼻下 6 寸,距胫骨前缘一横指处。

阴陵泉:在小腿内侧,胫骨内侧髁后下方凹陷处。

内庭:位于足背相当于第 2~3 跖骨结合部前方凹陷处。

梁门:在上腹部,脐中上 4 寸,距前正中线 2 寸。

中脘:在上腹部,前正中线上,脐中上 4 寸。

脾俞:位于背部,第 11 胸椎棘突下,旁开 1.5 寸。

足三里:在小腿前外侧,犊鼻穴下 3 寸,距胫骨前缘一横指处。

(三)操作

患儿充分暴露穴位,点燃艾条一端后进行穴位施灸,将左手食指、中指分开放置在穴位两边,右手持艾条置于穴位上方 2~3 cm 处,以患儿感到局部温热而不灼热,并且施灸者左手食指、中指无灼热感为度。若施灸者左手食指、中指感灼热,应立即抬高艾条,10 s 后再次置于穴位上方 2~3 cm 处。每日一次,每穴 10 min。注意观察皮肤温度变化,并防止艾烬落下烫伤患儿皮肤或烧坏衣被。灸后如起水疱,小者可自行吸收,大者可用无菌空针抽出疱液,涂湿润烧伤膏,防止感染。

(四)日常养护

(1)患儿长期腹泻或腹泻较重时,容易出现脱水症状,要立即停止艾灸并及时处理,待脱水症状缓解后,再继续艾灸治疗。

(2)患儿腹泻时胃肠功能较差,要清淡饮食,忌食生冷、辛辣、油腻、滑肠及不易消化的食物。人工喂养的儿童年龄 6 个月者给予平日习惯的日常饮食(如粥、面条、煮烂的饭菜等,可给一些新鲜水果汁或水果以补充钾),避免摄入不易消化的食物。

(3)吐泻严重者,可暂禁食 4~6 h,及时补充水分及口服补液盐,待吐泻好转后再逐步增加饮食。

(4)急性腹泻患儿能进食后,立即予以补锌治疗,大于 6 个月的患儿每天补充锌元素 20 mg,小于 6 个月的患儿每天补充锌元素 10 mg,共10～14天。锌元素 20 mg 相当于硫酸锌 100 mg,葡萄糖酸锌 140 mg。

(5)感染性腹泻患儿应注意隔离,防止交叉感染;注意观察入量及出量(大便、小便及呕吐)情况,并及时准确地记录;注意掌握静脉补液的速度;注意臀部护理,防治尿布疹和臀部感染;按时喂水及口服补液盐,并给予家长指导。

八、腹痛

腹痛是以胃脘部、脐两旁及耻骨以上部位发生疼痛为主症的疾病。不同年龄阶段的小儿,其腹痛的病因也有一定区别,如肠痉挛多见于 3 个月以下的婴幼儿,常由于喂养不当或吞咽空气过多所致;肠套叠、嵌顿性疝以及肠道感染多见于两岁以内的小儿,急性阑尾炎、肠道寄生虫病则相对少见;胃肠道感染、肠寄生虫病、肠系膜淋巴结炎、胆道蛔虫病、大叶性肺炎、腹性癫痫、过敏性紫癜等以年长儿为多见。

(一)分型

1.寒痛

患儿腹痛急骤,哭叫不止,常在受凉或摄入生冷饮食后发生,遇冷更甚,得热则减,肚脐发凉或不温,伴小便清长,手足欠温,面色青白,舌淡苔白,指纹色红或隐伏不见,脉沉紧。

2.伤食痛

患儿腹部胀满,疼痛拒按,嗳腐吞酸,恶心呕吐,厌食,夜卧不安,矢气频作,腹泻或便秘,舌淡红,苔厚腻,指纹色淡,脉滑。

3.脾胃虚寒

患儿腹痛隐隐,时作时止,痛处喜按,得温则舒,形体消瘦,面色萎黄,食欲不振,时有便溏,舌淡苔薄,指纹色淡,脉沉细。

(二)治疗

1.主穴

主穴选取天枢、大肠俞。

寒痛:神阙。

伤食痛:梁门。

脾胃虚寒:足三里、关元。

2.定位

天枢:位于腹部,横平脐中,前正中线旁开 2 寸。

大肠俞:在腰部,第 4 腰椎棘突下,旁开 1.5 寸。

神阙:肚脐中央。

梁门:在上腹部,脐中上 4 寸,距前正中线 2 寸。

足三里:在小腿前外侧,犊鼻穴下 3 寸,距胫骨前缘一横指处。

(三)操作

患儿充分暴露穴位,点燃艾条一端后进行穴位施灸,将左手食指、中指分开放置在穴位两边,右手持艾条置于穴位上方 2～3 cm 处,以患儿感到局部温热而不灼热,并且施灸者左手食指、中指无灼热感为度。若施灸者左手食指、中指感灼热,应立即抬高艾条,10 s 后再次置于穴位上方 2～3 cm 处。每日一次,每穴 10 min。注意观察皮肤温度变化,并防止艾烬落下烫伤患儿皮肤或烧坏衣被。灸后如起水疱,小者可自行吸收,大者可用无菌空针抽出疱液,涂湿润烧伤膏,防止感染。

(四)日常养护

(1)腹痛患儿要注意饮食不可过于寒凉,注意腹部保暖,可适当使用热水袋,并少吃生冷刺激性食物,避免进食霉变腐败食物,以及养成良好、规律的饮食习惯。

(2)注意个人卫生,勤洗手。

(3)避免随便服用止痛药,以免掩盖病情。

(4)若患儿腹痛较急,应首先考虑是否为急腹症;若为急腹症,应及时找西医就诊,避免延误病情,可适当予以热敷按摩腹部。

九、厌食

厌食指患儿不思饮食,不欲饮食,长时间不爱吃饭的症状。小儿正处于快速生长发育时期,长期不欲饮食、营养缺乏会导致患儿生长发育迟缓,抵抗力减弱,引发其他疾病。

（一）分型

1.脾胃气虚

患儿不思饮食,甚或拒食,脘腹胀满,食少便多,常夹有不消化残渣,精神倦怠,懒言乏力,容易出汗,舌淡胖嫩,苔薄白,指纹色淡,脉缓无力。

2.胃阴亏虚

患儿不喜进食,口干饮多,手足心热,烦躁少寐,大便秘结,小便黄短,舌红少津,苔少,指纹紫,脉细数。

（二）治疗

1.主穴

主穴选取中脘、足三里。

脾胃气虚:脾俞、胃俞。

胃阴亏虚:太溪、三阴交。

2.定位

中脘:在上腹部,前正中线上,脐中上 4 寸。

足三里:在小腿前外侧,犊鼻穴下 3 寸,距胫骨前缘一横指处。

脾俞:位于第 11 胸椎棘突下,后正中线旁开 1.5 寸。

胃俞:位于第 12 胸椎棘突下,后正中线旁开 1.5 寸。

太溪:位于足踝区,内踝尖与跟腱之间的凹陷处。

三阴交:在小腿内侧,相当于足内踝尖上 3 寸,胫骨内侧缘后方。

（三）操作

患儿充分暴露背部俞穴,点燃艾条一端后进行穴位施灸,将左手食指、中指分开放置在穴位两边,右手持艾条置于穴位上方 2～3 cm 处,以患儿感到局部温热而不灼热,并且施灸者左手食指、中指无灼热感为度。若施灸者左手食指、中指感灼热,应立即抬高艾条,10 s 后再次置于穴位上方 2～3 cm 处。三阴交、太溪以及中脘各穴的艾灸方法同前。每日一次,每穴 10 min。注意观察皮肤温度变化,并防止艾烬落下烫伤患儿皮肤或烧坏衣被。灸后如起水疱,小者可自行吸收,大者可用无菌空针抽出疱液,涂湿润烧伤膏,防止感染。

（四）日常养护

（1）患儿厌食时,要注意及时补充营养,避免患儿因厌食导致摄入过多零食。

（2）患儿脾胃比较虚弱，补益要慢，家长不可强迫患儿吃饭，要保持轻松愉快的进食情绪，避免引起患儿的抵触心理。

（3）大力宣传科学育儿知识，做到合理喂养。

（4）吃饭应以"吃饱而不过饱"为原则，定时进食，每天三餐饭，中间加两次点心和水果较为适宜；少吃油炸等燥热食物、肥腻食物和生冷食物，以免增加胃肠负担，影响食欲。

（5）适当增加孩子的活动量，可使胃肠蠕动加快，消化液分泌旺盛，食欲增加，增强胃肠道的消化和吸收功能。

十、小儿流涎

小儿流涎通俗来说就是流口水，是指口中唾液不自觉地从口内流溢出的一种病症，多见于1岁左右的婴幼儿。婴幼儿在长牙时，由于牙齿对牙龈的刺激作用，流口水较多，随着生长发育的进行，在1岁左右流涎现象就会逐渐消失，所以1岁以内的婴幼儿流涎属于正常生理表现。如果到了2岁以后还在流口水，就可能是异常现象，如脑瘫、先天性智力低下等。另外，小儿患口腔溃疡或脾胃虚弱时也会流涎不止。

（一）分型

1.脾胃湿热

患儿流涎质地黏稠，口气臭秽，腹胀，食欲缺乏，大便秘结或热臭，小便黄赤，舌红，苔黄腻，指纹色紫，脉滑数。

2.脾气虚弱

患儿流涎质地清稀，口淡无味，面色萎黄，乏力懒言，饮食减少，大便稀薄，舌质淡红，苔薄白，指纹淡红，脉虚弱。

（二）治疗

1.主穴

主穴选取脾俞、胃俞。

脾胃湿热：阴陵泉、内庭。

脾胃虚弱：中脘、足三里。

2.定位

胃俞：位于第12胸椎棘突下，后正中线旁开1.5寸。

脾俞：位于第 11 胸椎棘突下，后正中线旁开 1.5 寸。

阴陵泉：在小腿内侧，胫骨内侧髁后下方凹陷处。

内庭：位于足背相当于第 2～3 跖骨结合部前方凹陷处。

中脘：在上腹部，前正中线上，脐中上 4 寸。

足三里：在小腿前外侧，犊鼻穴下 3 寸，距胫骨前缘一横指处。

（三）操作

患儿充分暴露穴位，点燃艾条一端后进行穴位施灸，将左手食指、中指分开放置在穴位两边，右手持艾条置于穴位上方 2～3 cm 处，以患儿感到局部温热而不灼热，并且施灸者左手食指、中指无灼热感为度。若施灸者左手食指、中指感灼热，应立即抬高艾条，10 s 后再次置于穴位上方 2～3 cm 处。每日一次，每穴 10 min。注意观察皮肤温度变化，并防止艾烬落下烫伤患儿皮肤或烧坏衣被。灸后如起水疱，小者可自行吸收，大者可用无菌空针抽出疱液，涂湿润烧伤膏，防止感染。

（四）日常养护

（1）流涎的患儿下颌部及前颈、胸前部要注意保持干燥，避免出现湿疹等皮肤疾病。

（2）平时喂养小儿忌肥甘厚味，母乳喂养的小儿母亲饮食也要避免过于进食肥甘厚味之品，注意保持营养充足均衡。

（3）培养小儿良好的卫生习惯，注意清洁口腔。

（4）生理性流涎不需要治疗，随着年龄的增长，口腔深度增加，小儿能吞咽过多的唾液，流涎会自然消失。

十一、小儿近视

近视是以视近清楚、视远模糊为主症的眼病，多发于青少年时期，发病率较高。古代中医文献称近视为"能近怯远症"。近视按程度又可分为轻度近视、中度近视和高度近视。小儿近视指发病在儿童时期的近视，存在调节异常、呈进展性、易受多因素干扰的特点。

（一）分型

1.心气不足

患儿视力差，近视尚可，远视模糊，瞳孔无神，面色无华，伴有心烦失眠，健忘,气短乏力,舌尖红,少苔,指纹淡红,脉微弱。

2.脾胃虚弱

患儿视力差,近视尚可,远视模糊,双目疲劳,眼痛,前额痛,伴有食欲不振,四肢乏力,大便溏薄,舌淡,苔薄白,指纹淡红,脉弱。

3.肝肾亏虚

患儿视力差,近视尚可,远视模糊,目干涩,目视昏暗,眼易疲劳,伴有头晕耳鸣,腰膝酸软,夜寐多梦,舌淡红,少苔,指纹淡红,脉细。

(二)治疗

1.主穴

主穴选取光明、太阳、四白。

心气不足:心俞、神门。

脾胃虚弱:脾俞、胃俞。

肝肾亏虚:肝俞、肾俞。

2.定位

光明:在小腿外侧,外踝尖上5寸,腓骨前缘。

太阳:正坐或侧伏坐位,在颞部,相当于眉梢与目外眦之间,向后约一横指的凹陷处。

四白:在面部,目正视,瞳孔直下,眶下孔凹陷处。

心俞:在背部,位于第5胸椎棘突下,后正中线旁开1.5寸。

神门:在腕部,腕掌侧横纹尺侧端,尺侧腕屈肌腱的桡侧凹陷处。

胃俞:位于第12胸椎棘突下,后正中线旁开1.5寸。

脾俞:位于第11胸椎棘突下,后正中线旁开1.5寸。

肾俞:在背部,位于第2腰椎棘突下,旁开1.5寸。

肝俞:在背部,位于第9胸椎棘突下,旁开1.5寸。

(三)操作

患儿充分暴露穴位,点燃艾条一端后进行穴位施灸,将左手食指、中指分开放置在穴位两边,右手持艾条置于穴位上方2~3 cm处,以患儿感到局部温热而不灼热,并且施灸者左手食指、中指无灼热感为度。若施灸者左手食指、中指感灼热,应立即抬高艾条,10 s后再次置于穴位上方2~3 cm处。每日一次,每穴10 min。注意观察皮肤温度变化,并防止艾烬落下烫伤患儿皮肤或烧坏衣被。灸后如起水疱,小者可自行吸收,大者可用无菌空针抽出疱液,涂湿润烧伤膏,防止感染。

（四）日常养护

(1)患近视期间,应注意用眼卫生,尽可能不看电视,不玩游戏机,切不可在暗淡的光线下看书,要注意书写姿势和眼与书本的距离,以免眼肌过度疲劳,影响疗效。

(2)注意营养,养成良好的饮食习惯。应食用五谷杂粮,荤素搭配,应多吃些富含维生素 A 的食物、各种蔬菜及动物肝脏、蛋黄等。胡萝卜富含维生素 A,对眼睛有好处;多吃动物的肝脏可以治疗夜盲症。要适当控制甜食的摄入量,有利于预防近视。

(3)加强体育锻炼,坚持做眼保健操。

(4)培养小儿正确的读书、写字姿势,不要趴在桌子上或扭着身体;书本和眼睛应保持约 30 cm 的距离,身体离课桌应保持一个拳头(成人)的距离,手应离笔尖 1 寸。学校提供的课桌椅应适合学生的身材。

(5)看书写字时间不宜过久,持续 30～40 min 后要有 10 min 的休息时间。眼睛向远处眺望,多看绿色植物,做眼保健操。

十二、盗汗

盗汗是指夜间入睡后汗出,醒后汗止,为自汗。若婴幼儿熟睡后,头部微微汗出,以及天气炎热、衣着过厚、过度哭闹、乳食过急等导致的汗出,均属正常生理现象,不为病态。

（一）分型

1.阴虚火旺

患儿潮热,面红,烦躁,咽干,惊悸,久咳喘,身体瘦削,舌红,少苔或花利苔,指纹紫滞,脉细数。

2.表虚不固

患儿以自汗为主,伴有盗汗,以头、颈、肩背部尤为明显,动则益甚,神倦乏力,面色少华,流清涕,唇淡,肢端欠温,易患感冒,舌质淡,苔薄白,指纹淡,脉弱。

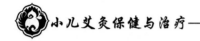

（二）治疗

1.主穴

主穴选取涌泉、太溪、阴陵泉、足三里、气海、关元。

2.定位

涌泉：位于足底部，蜷足时足前部凹陷处，足底第 2～3 跖趾缝纹头端与足跟连线前 1/3 与后 2/3 的交点上。

太溪：位于足踝区，内踝尖与跟腱之间的凹陷处。

阴陵泉：在小腿内侧，胫骨内侧髁后下方凹陷处。

足三里：在小腿前外侧，犊鼻穴下 3 寸，距胫骨前缘一横指处。

气海：位于腹正中线脐下 1.5 寸。

关元：位于腹正中线脐下 3 寸。

（三）操作

患儿充分暴露穴位，点燃艾条一端后进行穴位施灸，将左手食指、中指分开放置在穴位两边，右手持艾条置于穴位上方 2～3 cm 处，以患儿感到局部温热而不灼热，并且施灸者左手食指、中指无灼热感为度。若施灸者左手食指、中指感灼热，应立即抬高艾条，10 s 后再次置于穴位上方 2～3 cm 处。每日一次，每穴 10 min。注意观察皮肤温度变化，并防止艾烬落下烫伤患儿皮肤或烧坏衣被。灸后如起水疱，小者可自行吸收，大者可用无菌空针抽出疱液，涂湿润烧伤膏，防止感染。

（四）日常养护

(1)患儿宜多晒太阳，多参加户外活动，以增强体质。

(2)积极治疗各种急、慢性疾病，并注意病后调理。

(3)患儿勤换衣被，保持皮肤清洁与干燥。

(4)汗后避免直接吹风，慎用辛散药物。

(5)小儿汗证多属西医学中的自主神经功能紊乱，而维生素 D 缺乏性佝偻病及结核病也常以多汗为主症，临证时当注意鉴别，明确诊断，以免贻误治疗。

(6)反复呼吸道感染的小儿，表虚不固者，常有自汗、盗汗。

(7)小儿汗多，若未能及时拭干，则易于着凉，造成呼吸道感染。

十三、遗尿

遗尿是指 3 周岁以上的小儿在睡眠中不知不觉地将小便尿在床上,醒后方觉,又称"尿床"。3 周岁以下的小儿因年龄过小,或正常的排尿习惯尚未养成,而导致尿床者属于生理表现,家长不必担心。夜遗尿是一种常见病,在我国男孩患此病的概率比女孩高。小儿遗尿分为原发性遗尿和继发性遗尿,原发性遗尿是指小儿从小至就诊时一直有遗尿,而继发性遗尿是指小儿曾经停止遗尿至少 6 个月,以后又发生遗尿。排除疾病引起尿床的原因,原发性遗尿的确切病因目前尚不清楚。

（一）分型

1.肾气不足

患儿小便清长频数,一夜 1～2 次或更多,面色苍白,年龄较大的儿童能主诉神疲乏力,畏寒肢冷,舌质淡,苔薄白,指纹色淡。

2.肺脾气虚

患儿劳累后遗尿加重,面色无华,乏力懒言,纳呆便溏,舌质淡,苔薄白,指纹色淡,脉缓无力。

3.肝经郁热

患儿尿黄短赤,气味臊臭,性情急躁,手足心热,面赤唇红,舌质红,苔黄腻,指纹紫红,脉弦数。

（二）治疗

1.主穴

主穴选取膀胱俞、中极。

肾气不足:肾俞、涌泉。

肺脾气虚:肺俞、脾俞。

肝经郁热:太冲、三阴交。

2.定位

膀胱俞:在骶部,骶正中嵴旁 1.5 寸,平第 2 骶后孔。

中极:在下腹部,前正中线上,脐下 4 寸。

肾俞:在背部,位于第 2 腰椎棘突下,旁开 1.5 寸。

涌泉:位于足底部,蜷足时足前部凹陷处,足底第 2～3 趾趾缝纹头端与足

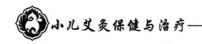

跟连线前 1/3 与后 2/3 的交点上。

脾俞：位于第 11 胸椎棘突下，后正中线旁开 1.5 寸。

肺俞：位于背部，第 3 胸椎棘突下，旁开 1.5 寸。

太冲：在足背，第 1～2 跖骨间，跖骨结合部前方凹陷中。

三阴交：在小腿内侧，足内踝尖上 3 寸，胫骨内侧缘后方。

（三）操作

患儿充分暴露穴位，点燃艾条一端后进行穴位施灸，将左手食指、中指分开放置在穴位两边，右手持艾条置于穴位上方 2～3 cm 处，以患儿感到局部温热而不灼热，并且施灸者左手食指、中指无灼热感为度。若施灸者左手食指、中指感灼热，应立即抬高艾条，10 s 后再次置于穴位上方 2～3 cm 处。每日一次，每穴 10 min。注意观察皮肤温度变化，并防止艾烬落下烫伤患儿皮肤或烧坏衣被。灸后如起水疱，小者可自行吸收，大者可用无菌空针抽出疱液，涂湿润烧伤膏，防止感染。

（四）日常养护

（1）要培养患儿良好的作息制度和卫生习惯，避免过度疲劳，掌握尿床时间和规律。

（2）注意让患儿按时休息，白天睡 1～2 h，白天避免过度兴奋或剧烈运动，避免过度疲劳。

（3）对遗尿的患儿要给予积极的心理治疗。

（4）临睡前 2 h 最好不要让小儿饮水，少吃或不吃流质类的食品。

（5）夜间入睡后，家长应定时叫醒患儿起床排尿，夜间可用闹钟唤醒患儿起床排尿 1～2 次。

（6）家长要正确处理好引起遗尿的精神因素，对于可以解决的精神刺激因素，应尽快予以解决；对原来已经发生或现实客观存在但主观无法解决的矛盾和问题，要着重耐心地对孩子进行教育、解释，以消除孩子的精神紧张，以免引起情绪不安。

十四、夜啼

夜啼是指小儿白天如常，入夜则经常啼哭不眠，民间俗称"哭夜郎"，多见于新生儿及 6 个月内的小婴儿。有的患儿阵阵啼哭，哭后仍能入睡；有的患儿啼哭不止,甚至通宵达旦。患此症后,持续时间少则数日,多则经月。本病多见于半岁以内的婴幼儿。

(一)分型

1.脾寒

患儿夜间啼哭,睡喜伏卧,四肢欠温,食少便溏,神怯困倦,啼哭声弱,面色青白,唇舌淡白,苔薄白,指纹淡红,脉象沉细。

2.心热

患儿夜间啼哭,喜仰卧,见灯火则啼哭愈甚,目伴烦躁,面赤唇红,心神不宁,哭声粗壮,小便短赤,大便秘结,舌尖红,苔薄,指纹青紫,脉数有力。

3.惊吓

患儿夜间啼哭,面红或泛青,心神不宁,惊惕不安,睡中易醒,梦中啼哭,声惨而紧,呈恐惧状,紧偎母怀,脉象、唇舌多无异常变化,指纹青。

4.食积

患儿夜间啼哭,厌食吐乳,嗳腐泛酸,腹痛胀满,睡卧不安,大便酸臭,舌质红,舌苔厚腻,指纹紫滞,脉濡。

(二)治疗

1.主穴

主穴选取内关。

脾寒:脾俞、关元。

心热:涌泉、太溪。

惊吓:膻中、足临泣。

食积:梁门、下脘。

2.定位

脾俞:位于第11胸椎棘突下,后正中线旁开1.5寸。

关元:位于腹正中线脐下3寸。

涌泉:位于足底部,蜷足时足前部凹陷处,足底第2～3趾缝纹头端与足跟连线前1/3与后2/3的交点上。

太溪:位于足踝区,内踝尖与跟腱之间的凹陷处。

膻中:在上腹部,前正中线上,脐中上2寸。

足临泣:在足背外侧,足四趾本节(第四跖趾关节)的后方,小趾伸肌腱的外

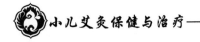

侧凹陷处。

梁门:在上腹部,脐中上4寸,距前正中线2寸。

下脘:在上腹部,前正中线上,脐中上2寸。

(三)操作

患儿充分暴露穴位,点燃艾条一端后进行穴位施灸,将左手食指、中指分开放置在穴位两边,右手持艾条置于穴位上方2～3 cm处,以患儿感到局部温热而不灼热,并且施灸者左手食指、中指无灼热感为度。若施灸者左手食指、中指感灼热,应立即抬高艾条,10 s后再次置于穴位上方2～3 cm处。每日一次,每穴10 min,涌泉穴时间可适度延长。注意观察皮肤温度变化,并防止艾烬落下烫伤患儿皮肤或烧坏衣被。灸后如起水疱,小者可自行吸收,大者可用无菌空针抽出疱液,涂湿润烧伤膏,防止感染。

(四)日常养护

(1)平时注意居室安静,避免患儿受惊吓。

(2)脾寒者注意保暖,心热者切勿过于保暖。

(3)患病期间食用易消化食物,孕妇及哺乳期妇女不可过食寒凉及辛辣热性食物,勿受惊吓。

(4)诊断本病应排除因肠套叠、腹泻和感染性疾病引起的啼哭。

(5)不可将婴儿抱在怀中睡眠,不通宵开启灯具,养成良好的睡眠习惯。

(6)新生儿及婴儿常以啼哭表达要求,痛苦、饥饿、惊恐、尿布潮湿、衣被过冷或过热等均可引起啼哭。此时若喂以乳食、安抚亲昵、更换潮湿尿布、调整衣被厚薄后,啼哭可很快停止,不属病态。

十五、鼻炎

小儿鼻炎是指鼻腔黏膜和黏膜下组织的炎症,是小儿上呼吸道感染的常见病症,临床上以鼻塞、流涕或伴嗅觉不敏感、头痛项强等为主要表现。小儿鼻炎分为急性鼻炎、慢性鼻炎和过敏性鼻炎。根据"急症治其标"的原则,急性鼻炎、过敏性鼻炎多以西医治疗为主。小儿急性鼻炎和感冒的症状非常相似,孩子出现鼻塞、咽痛、头痛、打喷嚏等症状时,家长往往会认为孩子是感冒了,殊不知是鼻炎在作怪。慢性鼻炎适合艾灸,并属于灸疗的优势病种。慢性鼻炎以鼻塞、嗅觉失灵为特征。慢性单纯性鼻炎白天活动时鼻塞减轻,而夜间、静坐时鼻塞加重。侧卧时,下侧鼻腔阻塞,上侧鼻腔通气良好,当卧向另一侧后,鼻塞又出现于另侧鼻腔。患儿鼻涕呈黏液性,常伴头痛、头昏、嗅觉减退等;慢性肥厚性鼻炎多为持续性鼻塞,鼻涕呈黏液性或黏液脓性,可出现耳鸣、听力减退、头痛、失眠、精神萎靡等。

(一)分型

1.肺经郁热

患儿间歇性鼻塞,语声重浊,黄涕黏稠,头胀痛,咽干,咳嗽,痰少而黄腻,不易咳出,甚则需张口呼吸,烦躁不安,大便秘结,小便黄赤短少,舌质红,苔黄,指纹紫滞,脉数或弦数。

2.脾气虚寒

患儿鼻塞呈间歇性或交替性,遇寒加重,鼻涕黏稀,伴有咳嗽痰稀,面白少华,畏寒怕风,身体瘦弱,舌质淡红,苔薄白,指纹淡,脉缓或细。

3.脾虚湿盛

患儿鼻塞声重,鼻涕稠而量多,病程较长,嗅觉减退,胸脘闷胀,体倦乏力,四肢困重,大便黏腻,舌淡而胖,有齿痕,苔白腻,指纹淡,脉濡。

(二)治疗

1.主穴

主穴选取迎香、印堂。

肺经郁热:曲池、肺俞。

脾气虚寒:脾俞、胃俞。

脾虚湿盛:足三里、阴陵泉。

2.定位

迎香:在鼻翼外缘中点旁,鼻唇沟中。

印堂:在额部,两眉头之中间。

曲池:位于肘横纹外侧端,屈肘时尺泽与肱骨外上髁连线的中点处。

肺俞:位于背部,第3胸椎棘突下,旁开1.5寸。

胃俞:位于第12胸椎棘突下,后正中线旁开1.5寸。

脾俞:位于第11胸椎棘突下,后正中线旁开1.5寸。

足三里:在小腿前外侧,犊鼻穴下3寸,距胫骨前缘一横指处。

阴陵泉:在小腿内侧,胫骨内侧髁后下方凹陷处。

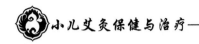

（三）操作

患儿充分暴露穴位,点燃艾条一端后进行穴位施灸,将左手食指、中指分开放置在穴位两边,右手持艾条置于穴位上方 2~3 cm 处,以患儿感到局部温热而不灼热,并且施灸者左手食指、中指无灼热感为度。若施灸者左手食指、中指感灼热,应立即抬高艾条,10 s 后再次置于穴位上方 2~3 cm 处。每日一次,每穴 10 min,迎香、印堂穴时间可适当缩短。注意观察皮肤温度变化,并防止艾烬落下烫伤患儿皮肤或烧坏衣被。灸后如起水疱,小者可自行吸收,大者可用无菌空针抽出疱液,涂湿润烧伤膏,防止感染。

（四）日常养护

(1)急性期患儿应适当休息,应食易消化而富有营养的食物,多饮热开水,保持大便通畅。平时注意防寒保暖,以防诱发鼻炎。患病期间外出时要戴口罩,疫病流行期间尽量远离公共场所,避免传染。

(2)积极治疗上呼吸道疾病,慢性鼻炎者注意加强锻炼以增强体质,以防感冒。保持性情开朗,精神上避免刺激,同时注意不要过劳。

(3)常用拇指、食指在鼻翼两旁迎香穴按揉或擦鼻翼两侧,每日数次,每次3~5 min,使鼻部有热感,有预防保健之功效。

(4)过敏性鼻炎患儿要避免与变应原接触,平时加强锻炼,增加营养,以增强体质,提高抗病能力。

(5)严禁摄入油腻辛辣食物,多饮水,多食蔬菜,保持大便通畅,平时可常做鼻部按摩。

十六、脱肛

脱肛是指肛管、直肠向外脱出于肛门外,又称"直肠脱垂",多见于 1~3 岁的小儿。脱肛有轻重之分,轻者仅有部分脱出,为直肠黏膜脱出;重者可完全脱出,脱出物包括直肠各层。

（一）分型

1.气虚脱肛

患儿肛门直肠脱出不收,肿痛不堪,兼有面色白或萎黄,形体消瘦,精神萎靡,舌淡,苔薄,指纹色淡,脉细弱。

2.实热脱肛

患儿肛门直肠脱出,兼有口干,大便干结,小便短赤,舌质红,苔黄,指纹色紫,脉数。

(二)治疗

脱肛分虚证、实证,因艾灸多以补为主,故气虚脱肛多灸,实热脱肛少灸。

1.主穴

主穴选取百会、长强。

气虚脱肛:气海、关元、足三里。

2.定位

长强:在尾骨端下,尾骨端与肛门连线中点处。

百会:在头部,前发际正中直上5寸,或两耳尖连线中点处。

气海:位于腹正中线脐下1.5寸。

关元:位于腹正中线脐下3寸。

足三里:在小腿前外侧,犊鼻穴下3寸,距胫骨前缘一横指处。

(三)操作

患儿充分暴露穴位,点燃艾条一端后进行穴位施灸,将左手食指、中指分开放置在穴位两边,右手持艾条置于穴位上方2～3 cm处,以患儿感到局部温热而不灼热,并且施灸者左手食指、中指无灼热感为度。若施灸者左手食指、中指感灼热,应立即抬高艾条,10 s后再次置于穴位上方2～3 cm处。每日一次,每穴10 min,气海、关元穴艾灸时间可延长。注意观察皮肤温度变化,并防止艾烬落下烫伤患儿皮肤或烧坏衣被。灸后如起水疱,小者可自行吸收,大者可用无菌空针抽出疱液,涂湿润烧伤膏,防止感染。

(四)日常养护

(1)小儿患脱肛后应该注意护理,每次大便后应用温开水洗净,并轻轻地将脱出之直肠揉托上去。

(2)平时患儿要注意营养调理和饮食卫生,防止腹泻或便秘。

(3)对营养不良、身体虚弱引起的脱肛患儿,要给予充足的营养食物,如鸡蛋、虾蟹、海鱼、瘦肉、豆类、米面、蔬菜、水果等,以增加营养,增强肛周肌肉的收缩力,使脱肛好转。

(4)对于便秘、腹泻或咳嗽引起的脱肛,家长要注重治疗患儿的便秘、腹泻或咳嗽等疾病,脱肛亦可随之好转。

(5)小儿脱肛也可用手按揉复位,遇有肛门周围肿痛时,可用热水坐浴,加速局部血液循环,促使脱肛复原。

十七、口疮

口疮即口腔溃疡,是一种最常见的口腔黏膜疾病,在小儿中的患病率一般认为超过10%。口疮是一种以周期性反复发作为特点的口腔黏膜局限性溃疡损害,可以自愈,可发生于口腔黏膜的任何部位,以唇、颊、舌部多见,严重者可以波及咽部黏膜。不少患儿随着病程的延长,溃疡面积增大,数目增多,疼痛加重,愈合期延长,间隔期缩短等,影响吃饭和说话。辨证重点应辨实热与虚热之不同,小儿艾灸多以治疗虚火上炎证为主。

(一)分型

1.风热乘脾证

患儿口腔溃疡较多,亦可先见疱疹,继而破溃后形成溃疡,周围红,疼痛拒食,饮食困难,烦躁多啼,口臭涎多,面赤口渴,小便短赤,大便秘结,或伴发热恶风,咽红肿痛,舌质红,苔薄黄,脉浮数,指纹浮紫。

2.心火上炎证

患儿口腔溃疡或糜烂,以舌边尖为多,红肿灼热,疼痛较重,饮食困难甚至拒食,心烦不宁,叫扰啼哭,面赤唇红,口干或伴发热,小便短赤,大便干结,舌边尖红,苔薄黄,脉数,指纹紫滞。

3.脾胃积热证

患儿颊内、上腭、唇角、齿龈等处黏膜出现破损溃烂,色白或黄,呈圆形或椭圆形,溃疡较深,大小不一,有的融合成片,甚则满口糜烂,边缘鲜红,灼热疼痛,甚则拒食,饮食困难,口臭,涎多黏稠,或伴发热,面赤唇红,烦躁不安,小便短赤,大便秘结,舌质红,苔黄,脉数,指纹紫滞。

4.虚火上炎证

患儿口腔溃疡较少,稀散色淡,周围淡红,疼痛不显,口流清涎,不甚臭秽,口干不渴,颧红盗汗,手足心热,虚烦不寐,神气困乏,大便偏干或伴饮食受限,经久不愈,舌红,少苔,脉细数,指纹淡紫。

（二）治疗

因艾灸以温热、补阳为主,故对实热性小儿口腔溃疡有助热的作用,从而导致小儿口腔溃疡加重,因此艾灸多以治疗虚热性小儿口腔溃疡（虚火上炎证）为主。

1.取穴

虚火上炎证取穴涌泉、太溪。

2.定位

涌泉:位于足底部,蜷足时足前部凹陷处,足底第2～3跖趾缝纹头端与足跟连线前1/3与后2/3的交点上。

太溪:位于足踝区,内踝尖与跟腱之间的凹陷处。

（三）操作

患儿充分暴露足部穴位,点燃艾条一端后进行穴位施灸,将左手食指、中指分开放置在穴位两边,右手持艾条置于穴位上方2～3 cm处,以患儿感到局部温热而不灼热,并且施灸者左手食指、中指无灼热感为度。若施灸者左手食指、中指感灼热,应立即抬高艾条,10 s后再次置于穴位上方2～3 cm处。每日一次,每穴10 min。注意观察皮肤温度变化,并防止艾烬落下烫伤患儿皮肤或烧坏衣被。灸后如起水疱,小者可自行吸收,大者可用无菌空针抽出疱液,涂湿润烧伤膏,防止感染。

（四）日常养护

（1）患儿要注意口腔卫生,养成早晚刷牙、饭后即刻漱口的良好习惯,漱口可用盐开水、生理盐水,也可用药物漱口液,以减少口腔细菌滋生,防止因食物残渣发酵继发感染。

（2）患儿要减少对口腔黏膜的刺激和摩擦,少吃刺激性调味品,如辣椒、醋、姜、葱、咖喱等;也要少吃太粗糙或太坚硬的食物。

（3）要注意营养搭配,多吃易消化且富含维生素B的食品,不能偏食,多吃新鲜蔬菜和水果。尽量少吃笋类（冬笋、毛笋、笋干）、腌制品（咸鱼、咸肉、咸菜）、柿子和蟹类等易引起小儿口腔溃疡加重的食物。

（4）要养成良好的生活规律,保证充足的睡眠,避免过度劳累;培养自我心理调节能力,因为情绪因素不但可影响神经系统,而且可导致消化系统功能紊乱和营养障碍,所以应该保持心情舒畅、乐观开朗,遇到事情保持平和的心态,这不失为一种减少小儿口腔溃疡复发的自我保健方法。

十八、周围性面瘫

周围性面瘫是一种临床常见的神经系统疾病,临床表现为患侧表情肌瘫痪,额纹消失,不能皱眉,眼睑不能闭合,鼻唇沟变浅,口角流涎且口角歪向健侧等。儿童面瘫在临床上以外伤、贝尔氏瘫及中耳乳突炎为较普遍的原因,其中尤以外伤最为突出。面瘫发病无明显年龄限制,近年来小儿周围性面瘫的发病率呈上升趋势。对周围性面瘫的治疗,成人常以针刺为主,但因小儿机体功能尚未完全成熟,加之其容易哭闹,故治疗方法有别于成人。小儿面瘫可在推拿的基础上加入艾灸治疗。

(一)分型

1.风寒证

风寒证见于发病初期,患儿面部有受凉史,怕冷恶寒,舌淡,苔薄白,脉浮紧,指纹浮红。

2.风热证

风热证见于发病初期,多继发于感冒发热,患儿恶风,有汗或少汗,偶有头痛或鼻塞流黄涕,打喷嚏,咽红肿痛,舌红,苔薄黄,指纹浮紫,脉浮数。

3.气血不足证

气血不足证见于恢复期或病程较长的患儿,兼见肢体困倦无力、面色淡白、头晕等症。

(二)治疗

因艾灸以温热、补阳为主,故小儿艾灸在治疗周围性面瘫时,多以风寒证和气血不足证为主。

1.主穴

风热证:翳风、风池。

风寒证:肺俞、大椎。

气血不足证:足三里、气海、关元。

2.定位

翳风:在耳垂后方,乳突与下颌角之间的凹陷处。

风池:在项部,枕骨之下,与风府相平,胸锁乳突肌与斜方肌上端之间的凹陷处。

肺俞：位于背部，第 3 胸椎棘突下，旁开 1.5 寸。

大椎：位于第 7 颈椎棘突下的凹陷中。

足三里：在小腿前外侧，犊鼻穴下 3 寸，距胫骨前缘一横指处。

气海：位于腹正中线脐下 1.5 寸。

关元：位于腹正中线脐下 3 寸。

（三）操作

患儿充分暴露穴位，点燃艾条一端后进行穴位施灸，将左手食指、中指分开放置在穴位两边，右手持艾条置于穴位上方 2～3 cm 处，以患儿感到局部温热而不灼热，并且施灸者左手食指、中指无灼热感为度。若施灸者左手食指、中指感灼热，应立即抬高艾条，10 s 后再次置于穴位上方 2～3 cm 处。每日一次，每穴 10 min。嘱患儿勿要大幅度活动，避免皮肤直接接触艾条，同时注意观察皮肤温度变化，并防止艾烬落下烫伤患儿皮肤或烧坏衣被。灸后如起水疱，小者可自行吸收，大者可用无菌空针抽出疱液，涂湿润烧伤膏，防止感染。

（四）日常养护

（1）本病应与中枢性面瘫相鉴别。中枢性面瘫患儿可完成蹙眉、抬眉、闭眼等动作，仅面部口唇歪斜。必要时可行颅脑 CT 检查，以明确诊断。若为中枢性面瘫的患儿要及时就医，查找病因，及时对症治疗。

（2）患儿应避免再次感受风寒，必要时应戴口罩、围巾。

（3）日常喂养时注意，避免给患儿食入过于寒凉的食物（如水果等），避免直吹空调、风扇等。

（4）家长要注意分散患儿的注意力，使患儿密切配合各种治疗，解除紧张情绪；对于稍大的患儿，常因面容的突然改变而感到恐惧、担心，家长应帮助患儿驱心病、除忧虑，树立康复的信心，情志舒畅、气血调达流畅有利于疾病的康复。

十九、肠系膜淋巴结炎

急性肠系膜淋巴结炎多见于 7 岁以下的小儿，该病好发于冬春季节，常继发于上呼吸道感染或肠道炎症。其病变常累及回肠末端的一组淋巴结，故腹痛发生于脐周或右下腹，并有固定压痛点，无反跳痛及腹肌紧张。偶可于右下腹触及小结节样压痛肿块，为肿大的肠系膜淋巴结。患儿无全身中毒症状，白细胞轻度升高。本病应与急性阑尾炎相鉴别，不需要手术，保守治疗后病情缓解即可治愈。

（一）分型

1.腹部中寒证

患儿腹痛绵绵,痛有定处,时作时止,经久不愈,痛处喜温喜按,手足清冷,食纳减少,或食后腹胀,舌淡苔白,脉沉缓。

2.乳食积滞证

患儿腹部胀满,疼痛拒按,嗳腐吞酸,恶心呕吐,厌食,夜卧不安,矢气频作,腹泻或便秘,舌淡红,苔厚腻,指纹色淡,脉滑。

3.脾胃虚寒证

患儿腹痛隐隐,时作时止,痛处喜按,得温则舒,形体消瘦,面色萎黄,食欲不振,时有便溏,舌淡苔薄,指纹色淡,脉沉细。

4.气滞血瘀证

患儿腹痛,痛有定处,经久未愈,痛如针刺,或触及包块,推之不移,按之痛剧,情志不畅时加重,或可伴有腹胀、嗳气,饮食正常或减少,大便或干或稀,舌紫暗,脉涩或沉弦、弦迟,指纹紫滞。

5.痰湿内结证

患儿腹痛绵绵,时作时止,喜温喜按,面黄少华,精神倦怠,乳食减少,大便不调,舌淡,苔白腻,脉细,指纹淡紫。

（二）治疗

1.主穴

主穴选取天枢、上巨虚。

腹部中寒证:神阙。

乳食积滞证:中脘。

脾胃虚寒证:足三里、关元。

痰湿内结证:丰隆、阴陵泉。

2.定位

天枢:位于腹部,横平脐中,前正中线旁开2寸。

上巨虚:位于小腿前外侧,犊鼻下6寸,距胫骨前缘一横指(中指)。

神阙:在脐部中央。

中脘:在上腹部,前正中线上,脐中上4寸。

足三里:在小腿前外侧,犊鼻穴下 3 寸,距胫骨前缘一横指处。

关元:位于腹正中线脐下 3 寸。

丰隆:位于小腿前外侧,外踝尖上 8 寸,条口穴外 1 寸,距胫骨前缘两横指处。

阴陵泉:在小腿内侧,胫骨内侧髁后下方凹陷处。

(三)操作

患儿充分暴露腹部以及腿部穴位,点燃艾条一端后进行穴位施灸,将左手食指、中指分开放置在穴位两边,右手持艾条置于穴位上方 2~3 cm 处,以患儿感到局部温热而不灼热,并且施灸者左手食指、中指无灼热感为度。若施灸者左手食指、中指感灼热,应立即抬高艾条,10 s 后再次置于穴位上方 2~3 cm 处。每日一次,每穴 10 min,双腿穴位均可艾灸。嘱患儿勿要大幅度活动,避免皮肤直接接触艾条,同时注意观察皮肤温度变化,并防止艾烬落下烫伤患儿皮肤或烧坏衣被。灸后如起水疱,小者可自行吸收,大者可用无菌空针抽出疱液,涂湿润烧伤膏,防止感染。

(四)日常养护

(1)对于诊断明确的患儿,应首先采取非手术的保守治疗。

(2)对于伴有发热、呕吐或腹泻的患儿,应适当禁食,少量饮水,进行物理降温,或口服退热药,必要时给予补液以纠正电解质紊乱。

二十、弱视

处于视觉发育期的小儿,由于单眼斜视、未矫正的屈光参差、高度屈光不正及形觉剥夺等引起的单眼或双眼最佳矫正视力低于相应年龄的视力标准,即为弱视。弱视属于严重威胁小儿视力健康的眼病类型,其还可对患儿立体视觉发育及方位辨别能力产生影响。弱视是一种严重危害儿童视功能的眼病,如不及时治疗可引起弱视加重,甚至失明。

(一)分型

1.脾胃虚弱

患儿眼睑下垂,纳呆,大便不实或稀溏,面色淡黄或萎黄,自汗,脉缓弱。

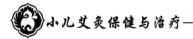

2.肝肾不足

患儿视物不清,目睛干湿,行迟,遗尿,盗汗,发黄稀少,少寐多梦,注意力涣散或多动,大便偏干,尿黄。

(二)治疗

1.主穴

主穴选取太阳、睛明、光明。

脾胃虚弱:脾俞、胃俞。

肝肾不足:肝俞、肾俞。

2.定位

太阳:正坐或侧伏坐位,在颞部,眉梢与目外眦之间,向后约一横指的凹陷处。

睛明:在面部,目内眦角稍上方凹陷处。

光明:在小腿外侧,外踝尖上5寸,腓骨前缘。

胃俞:位于第12胸椎棘突下,后正中线旁开1.5寸。

脾俞:位于第11胸椎棘突下,后正中线旁开1.5寸。

肾俞:在背部,位于第2腰椎棘突下,旁开1.5寸。

肝俞:在背部,位于第9胸椎棘突下,旁开1.5寸。

(三)操作

患儿充分暴露穴位,点燃艾条一端后进行穴位施灸,将左手食指、中指分开放置在穴位两边,右手持艾条置于穴位上方2～3 cm处,以患儿感到局部温热而不灼热,并且施灸者左手食指、中指无灼热感为度。若施灸者左手食指、中指感灼热,应立即抬高艾条,10 s后再次置于穴位上方2～3 cm处。每日一次,每穴10 min,患儿面部穴位艾灸时间稍缩短。同时注意观察皮肤温度变化,并防止艾烬落下烫伤患儿皮肤或烧坏衣被。灸后如起水疱,小者可自行吸收,大者可用无菌空针抽出疱液,涂湿润烧伤膏,防止感染。

(四)日常养护

(1)孕期营养状况可直接影响胎儿的生长发育,孕妇缺乏营养可致母体虚弱,从而影响胎盘的结构与功能,减弱胎盘向胎儿输送营养成分的作用,进而可能导致患儿视力发育不正常,出现弱视。

（2）患儿在生活中要合理膳食，补充好维生素，研究表明，缺乏维生素、微量元素会引起弱视。

（3）小儿多偏食、择食，饮食不节，积滞损伤脾胃，会导致脾胃虚弱，运化无力，消化吸收功能长期失调，影响儿童的营养和生长发育，从而目失濡养，妨碍视觉的发育，而致弱视。

二十一、小儿湿疹

小儿湿疹是一种慢性、复发性、炎症性皮肤病，多于婴幼儿时期发病，并迁延至儿童和成人期。该病以湿疹样皮疹伴剧烈瘙痒、反复发作为临床特点，其主要是对食入物、吸入物或接触物不耐受或过敏所致。患有湿疹的小儿起初皮肤发红、出现皮疹，继之皮肤发糙、脱屑，抚摸小儿的皮肤如同触摸砂纸一样。遇热、遇湿都可使湿疹表现更加显著。

（一）分型

1.湿热蕴结证

患儿皮肤满布皮疹及小水疱，色鲜红，伴有痒感，痒甚，可见搔抓后水疱溃破形成的糜烂，偶有渗液，食纳差，夜寐欠安，大便干，小便黄，舌红，苔黄腻，脉数。

2.脾虚湿盛证

患儿湿疹多病程较久，易反复发作，部分患儿常伴有偏食、纳食不香，身体肥胖或瘦弱，大便干结、溏泄或困难，舌质淡红，苔腻，脉滑，或舌淡，苔白腻，脉缓。

3.血虚风燥证

患儿皮损色暗或色素沉着，肌肤甲错，或皮损粗糙肥厚，伴见口干不欲饮，腹胀，纳差，舌淡，苔白。

（二）治疗

1.主穴

主穴选取肺俞。

湿热蕴结证：阴陵泉、地机。

脾虚湿盛证：足三里、阴陵泉。

血虚风燥证：血海、三阴交。

2.定位

肺俞:位于背部,第3胸椎棘突下,旁开1.5寸。

阴陵泉:在小腿内侧,胫骨内侧髁后下方凹陷处。

地机:在小腿内侧,内踝尖与阴陵泉的连线上,阴陵泉下3寸。

足三里:在小腿前外侧,犊鼻穴下3寸,距胫骨前缘一横指处。

血海:屈膝,在大腿内侧,髌底内侧端上2寸,股四头肌内侧头的隆起处。

三阴交:在小腿内侧,足内踝尖上3寸,胫骨内侧缘后方。

(三)操作

患儿充分暴露腿部穴位,点燃艾条一端后进行穴位施灸,将左手食指、中指分开放置在穴位两边,右手持艾条置于穴位上方2~3cm处,以患儿感到局部温热而不灼热,并且施灸者左手食指、中指无灼热感为度。若施灸者左手食指、中指感灼热,应立即抬高艾条,10 s后再次置于穴位上方2~3cm处。每日一次,每穴10 min,双腿腧穴均可艾灸。嘱患儿勿要大幅度活动,避免皮肤直接接触艾条,同时注意观察皮肤温度变化,并防止艾烬落下烫伤患儿皮肤或烧坏衣被。灸后如起水疱,小者可自行吸收,大者可用无菌空针抽出疱液,涂湿润烧伤膏,防止感染。

(四)日常养护

(1)嘱托家长避免让患儿接触过敏物质,比如丝织品和毛织品、花粉、动物毛发、刺激性气体等。

(2)保持室内环境,注意通风;所选衣物、被褥宜为纯棉,柔软材质,衣物宜宽松。

(3)注意清洗皮肤,以温水洗浴最好,避免用去脂能力强的碱性洗浴用品,可选择偏酸性的洗浴用品。

(4)避免小儿搔抓患处,并保持小儿大便通畅,睡眠充足,适当进行体育锻炼。

(5)室温不宜过高,否则会使湿疹痒感加重。环境中要最大限度地减少过敏原,因为食物及环境中的过敏原、气候及环境污染是发生湿疹的主要因素。家长要注重患儿的饮食、环境健康,避免患儿接触烟草。

(6)母乳喂养可以减轻湿疹的程度。蛋白类辅食应该晚一些添加,如鸡蛋、鱼、虾类,一般小儿从4个月开始逐渐添加,而有湿疹的小儿建议晚1~2个月添加,且添加的速度要慢。小儿的饮食要尽可能新鲜,避免让小儿吃含气体、色素、防腐剂、稳定剂、膨化剂等的加工食品。

二十二、小儿脑瘫

脑瘫是"脑性瘫痪"的简称,是自受孕开始至婴儿期非进行性脑损伤和发育缺陷所导致的综合征,主要表现为患儿运动障碍及姿势异常,可伴有不同程度的智力低下、惊厥、心理行为异常、感知觉障碍及其他异常。该病属中医学中的"五迟兼五软""痿证"范畴。

小儿脑瘫的临床表现多为:①引起脑性瘫痪的脑损伤为非进行性;②引起运动障碍的病变部位在脑部;③症状在婴儿期出现;④可合并智力障碍、癫痫、感知觉障碍、交流障碍、行为异常及其他异常;⑤由进行性疾病所致的中枢性运动障碍及正常小儿暂时性运动发育迟缓。

(一)分型

1.肝肾不足

患儿筋骨瘦弱,发育迟缓,站立、行走或长齿等明显迟于正常同龄小儿,智力迟缓,舌质淡,苔薄白,脉细。

2.心脾两虚

患儿语言发育迟缓,神情呆滞,智力低下,四肢痿软,流涎不禁,食少便溏,舌淡,苔白,脉细弱。

(二)治疗

1.主穴

主穴选取关元、涌泉、足三里。

肝肾不足:肝俞、肾俞。

心脾两虚:心俞、脾俞。

2.定位

关元:位于腹正中线脐下3寸。

涌泉:位于足底部,蜷足时足前部凹陷处,足底第2～3趾趾缝纹头端与足跟连线前1/3与后2/3的交点上。

足三里:在小腿前外侧,犊鼻穴下3寸,距胫骨前缘一横指处。

肾俞:在背部,位于第2腰椎棘突下,旁开1.5寸。

肝俞:在背部,位于第9胸椎棘突下,旁开1.5寸。

脾俞:位于第11胸椎棘突下,后正中线旁开1.5寸。

心俞:在背部,位于第5胸椎棘突下,旁开1.5寸。

(三)操作

患儿充分暴露穴位,点燃艾条一端后进行穴位施灸,将左手食指、中指分开放置在穴位两边,右手持艾条置于穴位上方2～3 cm处,以患儿感到局部温热而不灼热,并且施灸者左手食指、中指无灼热感为度。若施灸者左手食指、中指感灼热,应立即抬高艾条,10 s后再次置于穴位上方2～3 cm处。每日一次,每穴10 min。嘱患儿勿要大幅度活动,避免皮肤直接接触艾条,同时注意观察皮肤温度变化,并防止艾烬落下烫伤患儿皮肤或烧坏衣被。灸后如起水疱,小者可自行吸收,大者可用无菌空针抽出疱液,涂湿润烧伤膏,防止感染。艾灸疗程要长,7天一疗程,每一疗程休息2天,艾灸期间,嘱患儿多喝水,避免大便干燥、小便发黄,避免烦躁易怒。

(四)日常养护

(1)小儿脑瘫属器质性病变,中医治疗在改善患儿流涎、睡眠障碍等方面效果显著,并能适度调节小儿体质,为脑瘫患儿的康复训练打下良好的基础;小儿艾灸也仅限于改善患儿的症状,提高免疫力,但不能做到治愈。

(2)小儿出现脑瘫后,要注意对其家人以及患儿的心理疏导和治疗。

二十三、注意力缺陷多动症

注意力缺陷多动症又称"儿童多动综合征",在临床上以注意力不集中,自我控制力差,活动过多,情绪不稳,冲动任性,伴有不同程度的学习困难,但智力正常为主要特征。

(一)分型

1.肾虚肝亢

患儿在多动的同时兼有急躁易怒,难以静坐,或有遗尿,腰酸乏力,舌红,苔薄,脉细弦。

2.心脾两虚

患儿在多动的同时兼见神思涣散,多动而不暴躁,乏力纳呆,舌淡,苔薄白,脉虚弱。

3.痰火内扰

患儿在多动的同时兼见多动多语,心烦懊恼,口苦尿赤,舌质红,苔黄腻,脉滑数。

(二)治疗

1.主穴

主穴选取百会、神门、内关。

肾虚肝亢:太溪、太冲。

心脾两虚:心俞、脾俞。

痰火内扰:丰隆、内庭。

2.定位

百会:在头部,当前发际正中直上5寸,或两耳尖连线中点处。

神门:在腕部,腕掌侧横纹尺侧端,尺侧腕屈肌腱的桡侧凹陷处。

内关:在前臂掌侧,曲泽与大陵的连线上,腕横纹上2寸,掌长肌腱与桡侧腕屈肌腱之间。

太溪:位于足踝区,内踝尖与跟腱之间的凹陷处。

太冲:在足背,第1~2跖骨间,跖骨结合部前方凹陷中。

心俞:在背部,位于第5胸椎棘突下,后正中线旁开1.5寸。

脾俞:位于第11胸椎棘突下,后正中线旁开1.5寸。

丰隆:位于小腿前外侧,外踝尖上8寸,条口穴外1寸,距胫骨前缘两横指处。

内庭:位于足背,相当于第2~3跖骨结合部前方凹陷处。

(三)操作

患儿充分暴露穴位,点燃艾条一端后进行穴位施灸,将左手食指、中指分开放置在穴位两边,右手持艾条置于穴位上方2~3 cm处,以患儿感到局部温热而不灼热,并且施灸者左手食指、中指无灼热感为度。若施灸者左手食指、中指感灼热,应立即抬高艾条,10 s后再次置于穴位上方2~3 cm处。每日一次,每穴10 min。嘱患儿勿要大幅度活动,避免皮肤直接接触艾条,同时注意观察皮肤温度变化,并防止艾烬落下烫伤患儿皮肤或烧坏衣被。灸后如起水疱,小者可自行吸收,大者可用无菌空针抽出疱液,涂湿润烧伤膏,防止感染。艾灸疗程要长,7天一疗程,每一疗程休息2天,艾灸期间,嘱患儿多喝水,避免大便干燥、小便发黄,避免烦躁易怒。

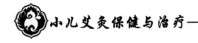

（四）日常养护

（1）提倡婚前检查，避免近亲结婚；选择配偶时要注意对方是否有癫痫病、精神分裂症等精神疾患。

（2）创造温馨和谐的生活环境，使孩子在轻松愉快的环境中度过童年，要因材施教，切勿盲目望子成龙。

（3）注意合理营养，使孩子养成良好的饮食习惯，不偏食、不挑食；保证充足的睡眠时间。

（4）尽量避免孩子玩含铅的漆制玩具，尤其不能让孩子将这类玩具含在口中。

二十四、疳积

疳积是疳证和积滞的总称，积滞和疳证只是轻重程度的不同：积滞是指小儿因内伤乳食、停滞不化、气滞不行所形成的一种慢性消化功能紊乱综合征，临床上以患儿不思饮食或食而不化，身高、体重增长缓慢或不增长，大便或稀或干为特征；积久不化则转化为疳证，其往往是积滞的进一步发展，所以古人有"无积不成疳"的说法。疳证是指小儿饮食失调，喂养不当，脾胃虚损，运化失权，以病程迁延、形体消瘦、毛发枯焦、发育迟缓、神疲乏力为特征。本病尤多见于5岁以下的小儿。

（一）分型

疳证可见患儿形体羸瘦，精神疲惫，面色萎黄，毛发稀疏干枯，饮食异常。

1.脾胃虚弱

患儿兼见大便干稀不调，乏力，纳呆，唇舌色淡，脉细无力。

2.食积

患儿兼见肚腹膨胀，食欲不振，大便酸臭，夹有不消化食物，舌淡，苔腻，脉沉细而滑。

3.虫积

患儿兼见嗜食无度，或喜食异物，脘腹胀大，时有腹痛，吮指磨牙，舌淡，脉细弦。

（二）治疗

1.主穴

主穴选取中脘、足三里。

脾胃虚弱：脾俞、胃俞。

食积:梁门。

虫积:百虫窝。

2.定位

中脘:在上腹部,前正中线上,脐中上 4 寸。

足三里:在小腿前外侧,犊鼻穴下 3 寸,距胫骨前缘一横指处。

胃俞:位于第 12 胸椎棘突下,后正中线旁开 1.5 寸。

脾俞:位于第 11 胸椎棘突下,后正中线旁开 1.5 寸。

百虫窝:在股前区,髌底内侧端上 3 寸,脾经血海上 1 寸处。

(三)操作

患儿充分暴露穴位,点燃艾条一端后进行穴位施灸,将左手食指、中指分开放置在穴位两边,右手持艾条置于穴位上方 2～3 cm 处,以患儿感到局部温热而不灼热,并且施灸者左手食指、中指无灼热感为度。若施灸者左手食指、中指感灼热,应立即抬高艾条,10 s 后再次置于穴位上方 2～3 cm 处。每日一次,每穴 10 min。嘱患儿勿要大幅度活动,避免皮肤直接接触艾条,同时注意观察皮肤温度变化,并防止艾烬落下烫伤患儿皮肤或烧坏衣被。灸后如起水疱,小者可自行吸收,大者可用无菌空针抽出疱液,涂湿润烧伤膏,防止感染。艾灸期间,嘱患儿多喝水,避免大便干燥、小便发黄,避免烦躁易怒。

(四)日常养护

(1)治疗的同时必须注意饮食调节,合理喂养。进食要定时、定量,及时添加辅助食品,多吃含丰富维生素的水果、蔬菜,纠正挑食、偏食、吃零食等不良习惯,提倡母乳喂养。

(2)当患儿病情好转,食欲明显增加时,注意勿过食,以免引起消化功能紊乱。

(3)让患儿经常到室外活动,呼吸新鲜空气,多晒太阳。

(4)积极治疗并发症及原发性慢性疾病。

(5)小儿疳疾的预后随其原发疾病的不同而不同,但一般均可治愈。

参考文献

一、专著

[1] 章逢润,耿俊英.中国灸疗学[M].北京:人民卫生出版社,1989.

[2] 张奇文.中国灸法大全[M].天津:天津科学技术出版社,1993.

[3] 沈雪勇.经络腧穴学[M].北京:中国中医药出版社,2003.

[4] 吴焕淦.中国灸法学[M].上海:上海科学技术出版社,2006.

[5] 孙绪丁,卓琳.儿科危重病症防治手册[M].银川:宁夏人民出版社,2007.

[6] 高树中.针灸治疗学[M].上海:上海科学技术出版社,2009.

[7] 王卫平.儿科学[M].北京:人民卫生出版社,2013.

[8] 黄力毅,李砚池.儿科护理[M].北京:人民军医出版社,2015.

[9] 张奇文.中国灸法[M].北京:北京中医药出版社,2016.

[10] 梁繁荣,王华.针灸学[M].北京:中国中医药出版社,2016.

[11] 梁繁荣.针灸推拿学[M].北京:中国中医药出版社,2016.

[12] 刘明军,王金贵.小儿推拿学[M].北京:中国中医药出版社,2016.

[13] 廖品东.小儿推拿学[M].北京:人民卫生出版社,2016.

[14] 周楣声.灸绳[M].青岛:青岛出版社,2017.

[15] 汪受传,虞坚尔.中医儿科学[M].北京:中国中医药出版社,2017.

[16] 吕明,顾一煌.小儿推拿学[M].2 版.上海:上海科学技术出版社,2017.

[17] 余小萍,方祝元.中医内科学[M].3 版.上海:上海科学技术出版社,2018.

[18] 王继娟.小儿艾灸一学就会[M].北京:机械工业出版社,2020.

[19] 刘明军,陈邵涛.小儿艾灸[M].北京:中国中医药出版社,2020.

[20] 姜之炎,赵霞.中医儿科学[M].2 版.上海:上海科学技术出版社,2020.

二、期刊

[1] 周毓成.古法养生——悬灸法介绍[J].双足与保健,2006(6):44-45.

[2] 陈秀洁,李树春.小儿脑性瘫痪的定义、分型和诊断条件[J].中华物理医学与康复杂志,2007,29(5):309.

[3] 李虹.小儿肺炎与小儿感冒的鉴别诊断及预防[J].中国现代药物应用,2011,5(9):46.

[4] 胡能.小儿腹泻的诊治分析[J].遵义医学院学报,2011,34(1):67-68.

[5] 刘如林.安全温和的艾灸手法——悬灸[J].人人健康,2014(1):63.

[6] 汤立新.学艾灸,更健康——艾灸的注意事项与取穴穴[J].食品与健康,2014(4):42-43.

[7] 袁婷,王振国.文化区系视野下的中医"艾灸"疗法起源新探[J].世界科学技术-中医药现代化,2015(10):1997-2001.

[8] 李艳生.万全中医儿科生理病理特点探析[J].黄冈职业技术学报,2015,17(6):122-124.

[9] 张青玲.小青龙汤治疗小儿外感咳嗽的体会[J].陕西中医药大学学报,2016,39(1):27-28.

[10] 谢丁一.热敏灸——灸疗学的传承与创新[J].中医杂志,2016,57(11):904-907.

[11] 阎丽.小儿支气管哮喘新生儿期危险因素分析[J].中国乡村医药,2016,23(9):26-27.

[12] 热敏灸技术操作规范[J].世界中医药,2017,12(8):1959-1964.

[13] 宋佳杉,吴晓林,佘延芬,等.随机对照试验文献关于特定穴的临床应用规律探讨[J].河南中医,2017,37(10):1857-1860.

[14] 林颖,杨华元.腧穴热敏特性及热敏灸的研究进展[J].上海针灸杂志,2017,36(8):1021-1024.

[15] 钱美加,崔庆科,苏培迪,等.冯晓纯教授治疗小儿湿疹临证经验[J].吉林中医药,2017,37(3):238-241.

[16] 耿岚岚,刘明南,龙高,等.儿童功能性胃肠病罗马Ⅳ标准[J].中华儿科

杂志,2017,55(1):4-14.

[17]赵颖.中医儿科临床诊疗指南·小儿胃炎(修订)[J].中医儿科杂志,2018,14(3):1-5.

[18]王燕平,侯学思.论腧穴分类[J].中国针灸,2019,39(10):1069-1072＋1074.

[19]唐平乐.小儿支气管哮喘发病诱因的研究进展[J].智慧健康,2019,5(15):64-65.

[20]赵玲,沈雪勇.从简帛书"环"、脉口、根结标本理论为腕踝针溯源[J].中国针灸,2021,41(3):339-341＋353.

[21]吴珍霞.艾灸治疗的优点及注意事项[J].幸福家庭,2021(1):87.

[22]白晓娟,李云波,刘红梅.经络诊察的临床应用与作用机制研究进展[J].辽宁中医药大学学报,2021,23(9):135-139.

[23]刘薇薇,宋婕,王晓晴,等.中医外治法治疗小儿功能性消化不良研究进展[J].国医论坛,2021,36(3):74-76.

[24]张宇,张华敏,袁颖超,等.小儿癫痫病因病机探微[J].安徽中医药大学学报,2021,40(4):1-4.

[25]王美玲,崔文成.从小儿生理特点论治小儿喘证研究进展[J].世界中医药,2022,17(3):427-436.

三、学位论文

[1]赵诚基.古代针灸"治未病"方法初探[D].武汉:湖北中医学院,2005.

[2]杨秋晔.当代十七位针灸名家学术传承及流派探讨[D].广州:广州中医药大学,2011.

[3]刘立安.宋以前灸疗学术发展史研究[D].北京:北京中医药大学,2020.